活化身體排毒系統的

革命性排毒法！

注意！

1. 為保全個人隱私，文中出現的案例人名皆為化名。
2. 本書旨在探討大眾常見的健康問題，若是罹患特殊疾病或有罕見症狀的人，在遵照相關處方實踐之前，請務必先諮詢過醫師以維護自身健康。

DETOX
REVOLUTION

排毒革命

告別發炎體質，
讓全身細胞煥發活力的 5 步驟

Dr. Lively 崔芝榮——著　陳慧瑜——譯

해독 혁명

질병 없는 몸을 위한 5단계 독소 해방

體驗者心得分享

- 對一天到晚都在跟異位性皮膚炎、紅疹、鼻炎、結膜炎、膀胱炎、尿道炎等對抗的我來說，Lively醫師的十字花科蔬菜活力排毒飲簡直是一盞明燈，說是一場革命也不爲過！我的全新人生就從活力排毒飲開始！ h***0

- 我之前因爲內分泌失調，試過各種方法都無法減肥成功，但在接受甲狀腺癌手術後，天天喝Lively醫師的十字花科蔬菜活力排毒飲，150天後居然減了超過10kg，膽固醇指數也恢復正常了。更重要的是，我太太還有了不在計畫內的孩子，簡直就是奇蹟……自從遇見Lively醫師後，除了我之外，連家人的生活也受到良好的影響。爲了家人，我將持續飲用活力排毒飲，並努力成爲一個好爸爸。謝謝。 i***o

- 我不孕已經四年了。在持續喝Lively醫師的紅寶石活力排毒飲以提高卵子的品質後，終於培養出頂級的受精卵。同樣也有不孕問題的人，請一定要喝喝看Lively醫師的活力排毒飲！ 1***e

- 爸爸在我大學時過世，之後爲了守護媽媽的健康，我經常閱讀醫師的IG及部落格。儘管已經60歲的媽媽無法改掉大半輩子的習慣，但我還是製作了活力排毒飲給她喝，大約一年半左右，很神奇的，她的高脂血症與超標的肝指數都回到正常狀態了。醫師眞的是我生命中的恩人，萬分感謝。 y***g

- 我的四歲孩子腳上長滿了汗疱疹、流血流膿，又因爲嚴重便祕導致一個月要灌腸兩三次，去大學醫院也沒什麼幫助。開始每天飲用十字花科活力排毒飲之後，皮膚逐漸變好，排便也終於有香蕉模樣了。非常感謝醫師救了我！ S***y

- 一開始爲了健康製作綠色活力排毒飲。過了一天、一個月，甚至一年後，變化最大的卻是我的心境。我在照顧自己的過程中，產生了幫助自我的心理，以及讓身體選擇更好事物的意識。希望這份排毒處方可以傳達給更多的人。 s***y

- 持續實踐活力排毒飲生活，不知不覺就過了一年，我的血壓恢復正常狀態，還瘦了17kg，發炎指數也回歸正常值！我老公的高脂血症指數也降到正常數值，空腹血糖也回穩了！醫師的活力排毒飲守護了我們一家人的健康。 c***7

- 遇見Lively醫師後，原本雜亂無章的健康知識和想法，終於匯聚成一！Lively醫師不會強迫你做任何事，而是引導你認識身體的奧祕與生理機制！ y***4

- 醫師幫助我解決了生理痛、PMS、胃炎、脂漏性皮膚炎等發炎問題！我老公原先臨界高血壓、糖尿病、高脂血症、皮膚炎等罹病危機，出乎意料的血管年齡竟然回到了27歲！這是彷如健康指南針的Lively醫師送給我們的奇蹟！ h***g

- 我透過Lively活力排毒飲成了能幹的媽媽。孩子的中耳炎一直好不了，必須吃大約七個月的抗生素，整個人壓力很大，在開始喝十字花科蔬菜活力排毒飲後，奇蹟似地好轉，現在即使感冒，中耳炎也不會復發了。在持續喝活力排毒飲大約一年後，孩子的身體狀態復元，媽媽我的生理痛也減緩不少，老公的肝指數更是大有好轉。這比任何保健食品都來得有效果。 j***i

- 孩子因爲便祕問題開始喝Lively活力排毒飲，並從硬硬的兔子便便轉爲每天都看得到的黃金香蕉便便了。改變飲食習慣後，各種小病也消失了！醫師改變了孩子的腸道以及日後的生活，對此我由衷感謝。 s***j

- 我無條件推薦給深受各種發炎症狀所苦的現代人！我被唇炎折騰了六年多，並在開始喝活力排毒飲後戒掉類固醇藥膏。歡迎各位一起來享受Lively活力排毒飲賦予的健康生活！ r***j

- 我們夫妻倆都已30好幾了，因爲家族遺傳的關係，老公在接近30歲時開始有高血壓，我則被診斷有高脂血症。爲了孩子，我們下定決心要活得健康、長久，所以開始喝Lively活力排毒飲，至今已一年多了！血壓比起以前降了不少。「天啊，就連家族遺傳也可以治癒！」我感受到這種驚人變化後，現在我們全家人都一起喝活力排毒飲了，我也想將這個健康的飲食習慣傳給孩子。 s***y

- 不知不覺，我已經與Lively活力排毒飲共存七個月了！我的經前症候群與生理痛消失了，脖子長滿青春痘等發炎症狀也跟著不見。醫師的Lively活力排毒飲簡直就是引導我的人生邁向健康之路的指南針。 m***n

- Lively活力排毒飲有助於改善發炎與排毒。我在照護自己的同時，也自然轉爲健康的思考迴路，更戒掉了加工食品！它帶來的實踐力量，比任何健康資訊都要強大。 k***i

• 腸道變得幸福之後，心態也變健康了。我因爲長久在海外生活，導致飲食習慣改變，但Lively活力排毒飲卻比藥物更實在地矯正了我的敏感腸道。腸道微生物安定後，整個人也跟著神清氣爽，人體眞是奧妙。 e***a

• 身體的疼痛超過三年都還找不出原因，爲了達成Lively醫師強調的消炎，我大量減少攝取麵粉、糖、乳製品，每天將十字花科蔬菜當小菜或活力排毒飲食用。我努力不讓身體產生廢物，並因此減少了疼痛次數，痛感也減弱了。另外要感謝的是，我因此自然受孕，並且已在四月時卸貨（之前人工受孕失敗過）。懷孕前、中、後期到現在已超過一年，我沒有一天斷過喝活力排毒飲。往後除了我自己，我也會爲了孩子的健康繼續努力過活力排毒的生活。謝謝醫師。 y***8

• 老大有異位性皮膚炎，所以我從準備懷老二開始就每天喝醫師的活力排毒飲！結果奇蹟般的，老二完全沒有過敏症狀，也沒有異位性皮膚炎，健健康康地誕生了。謝謝醫師守護了我們全家人的健康！ c***n

- 我喝醫師的活力排毒飲已經一年半，皮膚過敏狀況消失了，原本低落的白血球指數也恢復正常，甚至在抗氧化、活性氧檢測中也得到不錯的結果。多虧了醫師，我才理解到愛身體的全新方法。謝謝！ u***n

- 多虧Lively醫師，我才能脫離慢性疲勞、鼻炎、生理痛、腸躁症，獲得新生。我照護、檢查自己的身體，尋找更好的方法，並徹底的學習到實踐法則。 j***n

〈序〉

從排毒開始的健康革命

「痛了一輩子的生理痛消失了。」

「成年後也沒停過從下巴冒出來的痘痘消失了。」

「慢性便祕消失了。」

「原本嚴重鼻炎，每天幾乎用掉一包衛生紙，如今從我的生命中徹底消失了。」

作為一名醫師，我每天都會透過社群平台收到這些心得。

然而，這些都不是經過我診療後，開出藥單治癒後得到的反饋。

而且，這些人與我素昧平生。

如果問我，是什麼祕訣帶來這樣的改變和反應，唯一的答案就是「排毒」。

「排毒」（Detoxification，或稱解毒）本質上的意義是，你必須有意識地用對方法讓身體脫離各種毒素。

本書所說的「排毒」並非「連續幾天喝蔬果汁」這種千篇

一律的做法，而是要你先理解體內排毒的五步驟後，再具體的加以實踐，使其達到最佳效果。當你想要健康生活，卻不知從何開始時，書中推薦的排毒解方將成為指引你建立「健康」生活的起點。如果你能實踐這套方法，並且每天持續，一直到10年、20年、30年，相信它一定會為你的生活帶來革命性變化。

在引薦你察覺這些寶貴知識之前，我個人曾歷經一項重大的試煉。

一年前，罹患巴金森氏症的爸爸過世了。這種疾病十分痛苦。我身為醫師，面對患上此病的爸爸卻毫無用武之地。

「巴金森氏症是緩慢惡化的疾病。能用的藥我們都用了。」

負責治療爸爸的教授們這樣說，我聽了只覺得挫敗。結果我什麼忙都幫不上，不管是念醫學院的時候，還是升上住院醫師後可諮詢神經專科友人的時期，全都一樣。爸爸的病情越來越嚴重，之後變得吞嚥困難，沒辦法用嘴巴喝水、飲食。

由於嘴裡與舌頭都非常乾燥，導致口腔長出黴菌。渴望喝上一口水的爸爸，最後連說話都十分艱辛。看著這樣的他，我絕望又無奈。

接著，某一天我的身體也開始出現異樣，全身長出不明原因的疹子。我讀了4年多的皮膚專科，書上這麼闡述蕁麻疹的治療——成因大多無法得知。吃抗組織胺藥即可。——「既然不知道原因，就吃藥吧。」這句話莫名讓人哽咽。

在爸爸病中聽過的那句話「這是緩慢惡化的疾病，能做的都做了」，也複製到我的生活中了。

我不能接受如此無能為力的判決，因此開始研讀相關的健康書籍，探究身體為何會產生這種現象，以及是否有其他能帶來幫助的方法。

深究後才發現，原來還有另一個世界的存在。在這個嶄新的知識天地裡，糖尿病並非無可挽回的疾病，而且能夠治癒。就連被稱作不治之症的失智症，也並非只能依靠藥物生存，甚至在早期發現的話，就有辦法恢復。

世界首屈一指的醫院——克里夫蘭醫學中心的功能醫學中心主任暨數十本暢銷書作家、全球功能醫學巨擘——馬克·海曼（Mark Hyman）博士是這麼說的：

> **功能醫學致力於找出疾病的根本原因，身體並非單純內臟器官的集合，而應被視作一整個連結的系統。**
>
> **你吃的東西會直接調節你大部分的身體與心理功能。**

馬克．海曼博士強調，身體系統全部相連，而且我們吃的食物、生活習慣等對健康有極大的影響。

我在探究新知識的同時，曾有個最為心痛的瞬間。我認知到，爸爸的巴金森氏症雖然是神經系統疾病，實際上卻與「內臟」有很大的關聯，而且正是因為細胞無法好好執行「排毒」過程產生了傷害，才造成爸爸的神經細胞死亡。

如果能在 10 年前就知道這個事實，爸爸或許在生命的最後不會那麼痛苦……當我有辦法幫助他時，卻為時已晚。

在新接觸的功能醫學中了解到身體之間的連結後，我的世界開始變得不一樣了。

首先我立刻察覺，自己曾經努力研讀的現代醫學不得不以「科」分類營運，也因此無法專注在身體的連結上。並且，也因為治療當下的症狀，而很難將注意力放到身體內部產生的更根本的問題上。同時，即使病人想守護自己的健康，各種五花八門的健康知識又太過片面。

聽說吃保健食品對身體好、聽說吃保健食品對肝有害。

聽說蔬菜很好、聽說蔬菜的農藥殘留超標，有毒。

聽說油脂很不健康、聽說碳水化合物真的很不好。

……

在不明白緣由、如雪花般飛來的片面資訊中，人們累積的只有疲勞而已。也因此，有越來越多人認為，不如不要花太多時間在健康上，而是及時行樂，不聽也不看。但若你能意識到，身體系統其實是連結在一起的話，從接觸開始就會有極大的不同。

在寫下這本書之前，我做了非常多的嘗試。我曾為了跟病人說明身體連結，諮詢、診療超過一小時。也曾為了確認是否可在無診療、檢查、保健食品等的情況下，單靠矯正生活習慣來改善健康，營運了一個月的健康計畫。我也曾分享四年期間，每天製作並飲用以「排毒」為核心的活力排毒飲配方。

在做了各種嘗試後，我發覺只要好好建立「排毒」這個架構，人的身體就能以該架構為基礎找到平衡。而那些不切實際的健康知識，只要能找到關鍵原則，就能轉變為「改變生活的知識」。

我認為，當你能將健康知識直接套用在生活中，它才有所謂的價值。儘管我也能針對身體奧妙的連結對各位長篇大論，但比起列出那些複雜的知識，創造出其與生活連結的「掛鉤」更為重要。

這世上有很多著名的醫師，但透過分享生活習慣，並在無診療、用藥、保健食品的情況下改變生活方式的醫師並不多。

我之所以能在 4 年多的時間改變如此多人的生活，正是因為這個掛鉤的強大力量。

它的名字叫作「排毒」。

很多人會呼籲「排毒」，但大多都是宣傳喝個幾天 ABC 果汁*1、好萊塢果汁*2 就可以瘦、排除身體毒素等，以「謠言」與「減肥成功案例」為中心的促銷專案，而非說明促成排毒的身體原理。但若你能察覺到本書提到的「身體連結」，就會知道隱藏在排毒概念背後、涵蓋各種身體系統的機制。

我們將在本書探討以下內容。

- 對身體排毒系統的全新理解
- 各種毒素對身體造成的影響
- 將排毒系統最佳化的排毒五步驟
- 可在日常實踐排毒的具體指南
- 透過排毒給生活帶來「革命性」轉變的案例

註

*1 以蘋果（Apple）、甜菜根（Beet）、紅蘿蔔（Carrot）打成的蔬果汁。

*2 好萊塢明星人手一杯而得名，是一種混合5種顏色蔬果打成的排毒瘦身果汁。

身體是「細胞的集合」。本書提出的排毒五步驟的最終目標，在於將體內環境最佳化，使身體細胞能適當排毒、徹底發揮功能，並存活下來。

所謂的「老化」是指細胞功能降低後，身體功能也跟著下滑；「疾病」則是細胞的特定功能作用過度或不足，才導致各種問題的集合。

此外，我們也將掌握為守護「健康的細胞」而高度分工的身體排毒系統如何相互作用，並探討經過「胃、腸道與腸內菌、肝、膽汁、細胞排毒」等五步的重要連結的問題點與解決方法。

若能透過這些打造完善的「排毒系統」，自然能擺脫一直認為細胞功能下降是「老化」現象的窠臼。期待各位能透過本書迎來排毒的人生，並獲得嶄新的未來。

目錄

第 3 章　身體毒素排出的旅程

第 4 章　拯救身體的排毒 5 步驟

第 5 章　從日常開始的排毒革命

Q&A　Dr. Lively 為您解惑

第1章

為什麼
需要排毒革命？

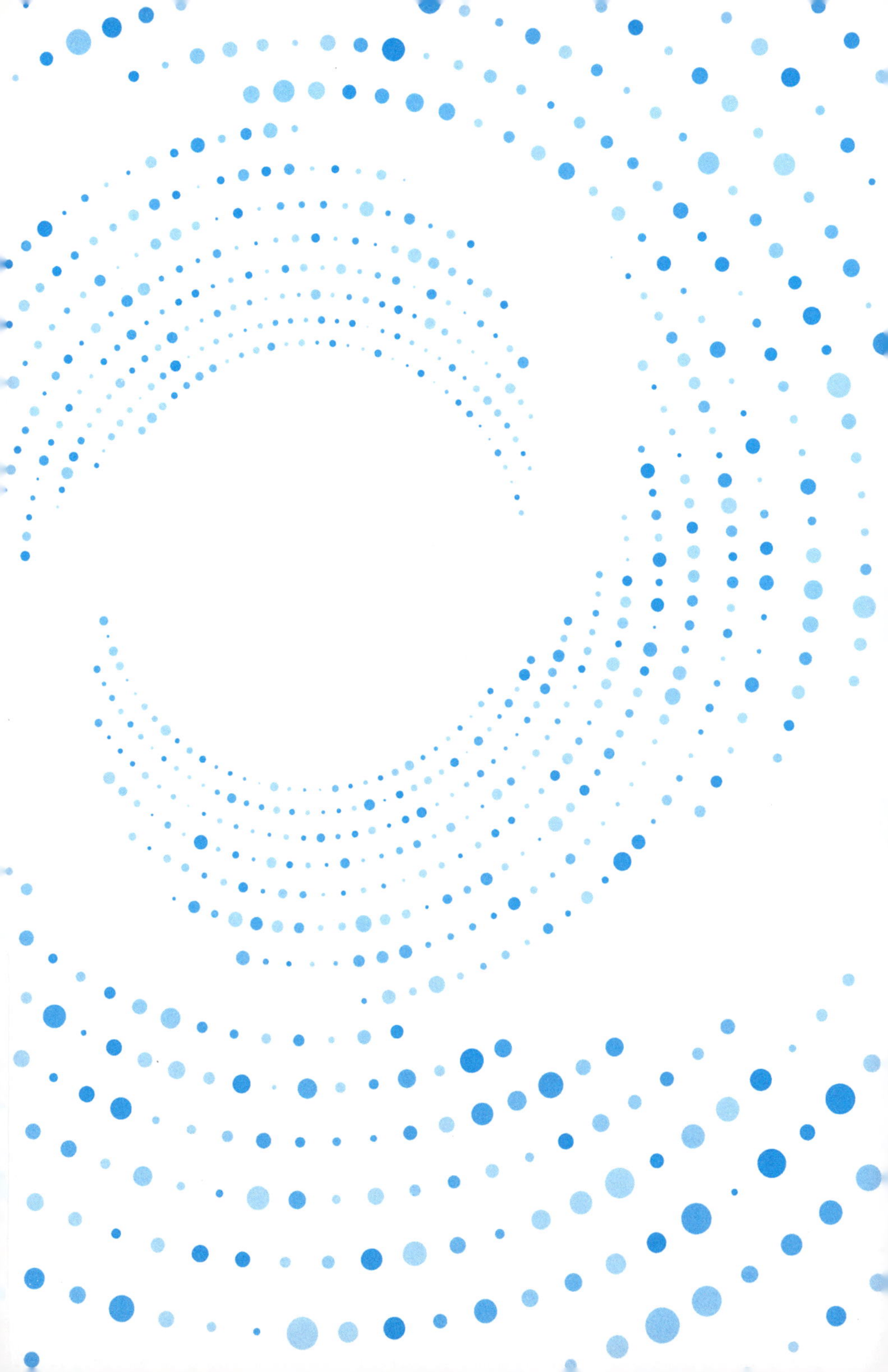

你吃炸雞當消夜，有錢人卻在變年輕

你聽過「防彈咖啡」嗎？前幾年興起了「低碳高脂」的飲食方法，而掀起風潮的防彈咖啡就是將脂肪當作能量來源，並可在空腹期間飲用的咖啡。那你知道防彈咖啡是誰創始的嗎？這個人並非食品專家，也不是營養師，而是美國矽谷 IT 界的新貴、成功的企業家。他為了拯救自己發胖的身材、變遲鈍的腦袋，開始試著讓身體最佳化，並在過程中發現「飲食」是十分重要的因子。他把自己發現到身體最佳化方法的過程，以及包含防彈咖啡等數種飲食方式等，寫成一本書《防彈飲食》（*The Bulletproof Diet*），書中推薦的低碳高脂飲食法隨之廣為流傳。

近來也有個 IT 界的富翁一年花 25 億投資身體最佳化，其讓人體年齡逆轉的實驗結果蔚為話題，而且這項掌握身體發出的訊號後，運用技術、藥物等改善身體的狀態使身體最佳化的

「生物駭客」(Biohacking)活動，正成為美國科技新貴的健康管理方法。

然而現實呢？人們大多嘴裡掛著「沒時間照顧健康」「適當地享受再適時地死亡吧」，接著在疲憊不堪的一天結束時，大啖炸雞啤酒、邊看 Netflix 邊進入夢鄉。

「貧富差距」「兩極化」可說是 21 世紀急遽變革的時代下最常聽到的幾個單字。但在我接觸新的醫學後，愈加發現真正恐怖的是，貧富差距讓我們每個人理應同等享有的「健康」產生了差距。

比方說，當你得了糖尿病後開始用藥，吃一顆不夠再加一顆變兩顆，還是不行就再往上加，最終導致失去視力或洗腎。開始洗腎後，你得一週三天、一天四小時待在血液透析中心。但另一個同樣罹患糖尿病的人，卻透過矯正各種飲食與生活習慣，防止糖尿病加劇，甚至讓自己恢復到無糖尿狀態。

而失智症的差異又更大了。被診斷失智後，大多數患者與照顧者只能撐著崩潰的心情依靠藥物。但實際上，在初期失智階段，只要改善飲食與生活習慣，大多可以恢復記憶力與認知能力。

你是否能脫離既有的醫學典範去接觸新知識、是否有以該知識為基礎改變生活的意志，都在形成新的「健康」差距。在這種狀況下，勢必有人會想：「那又能怎樣？就生老病死啊。」為了這些人，我想再分享一下自己的故事。

前年我結婚了。我爸爸總是把「爸爸要牽著你的手，在『噹～噹～噹～噹～～』聲中走進婚禮現場。」掛在嘴邊，但爸爸來不及實現承諾就被病魔奪走性命。他在加護病房首次見到準女婿時已經意識不清，連說句「我女兒就拜託你了」都無法，只能用空洞的眼神與整整兩年僵硬、骨瘦如柴的雙腳，撐到生命的最後一刻。爸爸一心盼望看到呵護長大的女兒穿上婚紗，卻在我婚禮的六個月前撒手人寰，少了爸爸的溫暖大手，留我獨自走婚禮紅毯。

我不知道躺在病榻上，期待看到女兒結婚的爸爸，在臨終時刻是否能說出「就生老病死啊」之類的話。但我很清楚，如果爸爸能在 10 年前就知道本書所載的知識，而且每天實踐這些飲食方法與生活習慣，應該能以健康的身體來參加我的婚禮吧。

健康的差距不只會奪走人命。它還可能在你完成終身大事時，在你的婚禮上奪走你的媽媽或爸爸，甚至是你的伴侶。**如果說貧富的差距在於「機會」，那健康的差距就是「生命」了。**

幸運的是，你不需要成為億萬富翁，才能避免因為健康問題導致失去生命中珍貴的事物。有個非常有效的方法可以讓我們跨越這巨大的健康差距，就是「認知」。這個認知並不是依憑貧富來判斷擁有多少：「健康檢查沒問題並不代表一定沒問題」「飲食會支配我們的人生」「健康問題可能會奪走生命中最重要的事物」等認知，就是跨越健康差距的唯一起點。

我在接觸功能醫學等新式醫學時得到的收穫是如此，來找我診治的病人也是如此。我很確定，這本書的知識一定可以幫助你照護自己的健康，讓你不用面對失去摯愛的恐懼。同時，這「福音般的知識」也能協助你健康地待在摯愛的人的身邊，而非成為他們的累贅。

找出引領
健康生活的解答

講到健康，各位必定會意識到一個事實，就是「沒有人不想要有一個健康的身體」，卻有幾個因素會壓垮你對健康的渴望：在照顧家人的同時沒有餘裕照顧自己、世上的美食太多太誘人，或是因為職場、朋友、家人等人際問題飽受壓力等，這些日常事務。等到某一天，意識到不得不重視，而開始想著要照顧自己的身體時，又面臨了另一個難關：

要顧血糖。

要吃蔬果。

要少吃碳水化合物。

有益身體的健康資訊氾濫，哪些是對的、哪些是錯的，又該從何開始，讓人摸不著頭緒。

事實上我也一樣。即使已經完成醫師學業，在接觸新的醫學領域、開始研讀「健康」的過程中，我感到新奇與驚訝，同時也覺得十分「混亂」。此間我接觸到了許多驚人的知識，對於為什麼還有這麼多人不知道而感到惋惜——阿茲海默症的罹病數越來越多，社會負擔日漸加劇，全世界的製藥公司忙著開發新藥，即使新藥要價幾近數百萬，仍然有人抱持「只要有一絲希望」而願意大排長龍求藥。而在地球的另一頭則正研究著「不難又不貴的治療方法」，除了能預防阿茲海默症，也能使因特定原因造成的認知功能下降恢復（欲知詳情，務必閱讀《終結阿茲海默症》）。

而且，當我越深入研究，思緒就更加混亂了；在「低碳高脂」與「生酮飲食」盛大流行時，很多人都認為少攝取碳水化合物是最關鍵的有益健康的飲食法。此外，在告知植物「凝集素*」危險性的《植物的逆襲》一書問世後，人們也開始對番茄、茄子、大豆等「健康食物」產生懷疑。

註

*lectin：一種結合糖的蛋白質。世上存在各種生物，而一部分植物內發現的凝集素被指出是引起腸道或關節發炎、自體免疫疾病、腸躁症、慢性疲勞、頭痛等各種症狀的因素之一。

我也曾目睹過幾次一看就讓人備感威脅、恐怖的「謠言」訊息在 YouTube 上大肆流竄。在尚未達到「見林」的階段時，我深受如雪片般飛來的資訊所困惑，嘗試各種處方，不斷試錯。然後我明白了，**如果沒有理解人體的整體功能，並充分考慮每個人的多元性，就絕對無法「見樹也見林」**。因此，我開始重新鑽研這些功能相互連結的新醫學領域。國內舉辦的相關學會、研討會、講座我一個都沒漏掉，也研修了美國最大學會主辦的兩年課程，並通過測驗取得韓國沒多少人拿到的功能醫學認證（IFM certified practitioner）資格。但這些不過是基本的骨架。

我應該做的，是創造出能實際改善病人症狀的治療方法，以及有助於他人生活的具體方案。也就是說，我必須把「生活」加入治療中。我反覆探討每天在診療室、社群上，許多人給予的回饋，並以此為基礎進行修正，再重新調查參考文獻、更新最新研究資料。

這一切讓我徹底體會到，就連一生都在鑽研化學、生物學、醫學，診療病人與研究健康的我，要找到「健康生活」的正確方法已不容易，對於非專家的病人或大眾來說，將會是多麼困難？要在資訊大海中找到正確的答案，究竟可能嗎？

我想指引這些人一條路，讓他們至少不會被每天爆出的五花八門的內容洪水沖走。我從信任我且經過治療後恢復日常生活的病人狀態獲得喜悅，所以我希望能幫助更多的人獲得健康生活。

然而，要從眾多的方法中找到「起點」是最困難的，不過標準其實相當明確：

①包含有助於所有人的必備要素

②只要抓住核心，就能帶來很有感的變化

我在諸多苦惱下終於找到答案，就是排毒，也就是建立身體的「排毒系統」。

當然，並不是排毒系統健全，所有的疾病就會消失。但當我觀察病人的時間越長，也就越確定，沒有排毒的人，絕對無法健康。這就跟卡進石頭的輪胎跑不動一樣，排毒是健康生活的「必備先決條件」。

我將排毒稱為「身體的刷牙」。刷牙並非是在特別狀況下、特別的人才做的行為，而是融入每個人的日常生活的習慣。**排毒就像刷牙，必須融入我們的日常，才有意義。**

健康的身體會為我們的人生帶來無限可能。現在就跟我一起來探索，我所找出的解答，對想守護健康的人帶來了何種變化吧。

為身體刷牙——排毒

聽到「排毒」，你會想到什麼？

你可能會覺得「大概是讓身體變乾淨吧？」而且不是很肯定自己的答案。或許有些人曾在減重計畫中聽過類似的詞彙，也有可能會在腦海裡浮現「生機飲食」之類的，提倡喝果汁就能排除身體毒素的廣告等。

本書提到的排毒，是指將身體內外毒素解毒後，排出身體的整個過程。還是不太理解嗎？沒關係，之後會慢慢說明。現在就從我們為什麼需要排毒，以及不排毒的話，身體會產生何種變化開始講起吧。

40多歲的智慧因長期便祕與惱人的青春痘到醫院就診。她的便祕嚴重到一週只排便一兩次，其中也有因為個性比較敏感，無法在家以外的地方上廁所所導致。她表示工作很辛苦，家務事也繁忙，使得她經常覺得煩躁。此外，她臉上的化膿性青春痘已經第十年了，這讓她壓力更大，個性也更加敏感，加速便祕惡化，形成惡性循環。

通常這類病人要如何治療呢？大部分應該都會針對症狀去各科就診。便祕時會去內科拿便祕藥吃，長青春痘會去皮膚科拿青春痘藥吃，情緒不穩定則是吃精神科的藥物治療。吃了這三種藥，是否就能給智慧帶來治療效果？在過去我也認為這種治療方法再恰當不過了。但事實上，這位病人跑了這麼多科，卻沒怎麼好轉。

我在理解「排毒觀點」後，重新觀察了智慧的身體，狀況就完全不一樣了。首先，因為便祕的關係，身體最重要的排出通道被堵住了。這種狀態即使想排毒也無法做到。無法排毒的身體會開始累積各種廢物與毒素，而毒素會引起發炎。若以這位病人來看，發炎的症狀即是透過皮膚長出青春痘來表現。此外，「腸道」與「體內發炎」也與情緒密切相關。

將智慧的症狀連結起來會發現，很可能是因為身體的排毒系統沒有正常運作，才導致各種症狀集體發生。

在這種判斷下，為了讓智慧的排毒系統正常運作，我們進行了幾項矯正。首先為了改善便祕，最好同時改善胃與腸道，而智慧也在解決胃酸不足，並減少引起身體發炎的食物後，降低了腸道發炎頻率。接著便祕就消失了，便祕改善後，情緒也變得穩定。她不再像之前那樣敏感，也沒那麼「壓力山大」了。

但是，青春痘的症狀一直在，後來才發現她的牙齒有填充銀粉（汞齊）。銀粉是過去在接受齲齒治療時牙醫所用、汞製成的材料，新近研究發現，放在牙齒上會釋出微量的汞，對人體有害。之後我們將牙齒上的銀粉移除、排除汞因素後，智慧終於擺脫十年的青春痘之苦。

每當我在診療室遇到這類病人，並透過矯正排毒系統改變對方的人生時，總是感到無比欣慰。

這種變化並非只發生在智慧身上，也不只有來我的診療室求診的病人才有，不少人都表示，是因我過去四年間於社群上分享，並且實踐讓體內的排毒系統正常運作的方法而有類似的變化。

在我受限於既有醫療體系而感到挫折，並開始研讀新的醫學領域時，我最缺乏的是時間與能量。所以我不但減少了自己的診療時間，也懷抱期待讓更多人有機會利用這些知識，進而透過社群分享了相關新知。

當我透過線上交流，接觸到越多需要幫助的人，就越能感受到囿於檢查、診療的現代醫療體制的界限。於是我不斷苦惱，思考是否有不進醫院檢查、診療，也能讓人變健康的方法。

我希望讓更多人知道能為病人帶來重大變化的排毒。我試過很多方法，其中最有效的策略就是善用「十字花科蔬菜」。

為了找到解答，我的第一步先探討「健康飲食」的架構。最近實在太多產品自稱「最佳健康飲食」，混淆了消費者的視聽。但隨著 AI 與大數據科學的發展，我們得以整體性分析各式各樣的飲食。最具代表的例子即是美國新聞雜誌《美國新聞與世界報導》（*U.S. News & World Report*）的「美國新聞飲食排名」（U.S. NEWS diet ranking）。

這份排行榜針對 30 種飲食調查專家意見、參考文獻，排列出「健康飲食」的順序，若觀察該清單會發現一個明確的趨向——建議攝取「自然食品」，而非加工食品，且大部分，尤其是排名前面的飲食都強調了「蔬菜」的重要性。

我們都知道蔬菜是好的食物。但若只遵照「多吃蔬菜」這種不明確的方針，而毫無計畫，勢必不會產生任何改變。明明已經吃了許多蔬菜，卻不知道哪裡有顯著變化，又對該吃哪些蔬菜、該吃多少毫無頭緒。因此，我再進一步思考蔬菜中會不會有某些特別且重要的種類？接著，開始在各種研究報告與該領域專家的經驗中尋找線索。

其中，近年所進行的恢復人體生理年齡飲食的相關研究，提供了特別重要的提示。該研究以無特殊病痛的中壯年男性為實驗對象，當中有一半的參加者遵照研究者的飲食方法，另一半則維持平常的飲食方式，並且在八週後確認人體生理年齡的變化。由結果得知，遵照研究者給的飲食方法的參加者，生理年齡在短短八週內就年輕了三歲，結果十分驚人。

研究者所提出的飲食方法也強調蔬菜的重要性。不過該飲食中除了蔬菜以外，還特別開闢一類加強食物，也就是前面說的「超級綠——十字花科蔬菜」。

十字花科蔬菜是花萼和花瓣各有四片，呈十字排列的植物總稱，包含大白菜、青花菜、青江菜、花椰菜等。同時，十字花科蔬菜除該研究之外，也是功能醫學巨擘馬克·海曼博士遴選「幫助健康與長壽的最佳五種食物」時不斷提到的食物。

到底十字花科蔬菜有何特別之處，值得健康領域的專家們一再強調？這其實與十字花科蔬菜的特殊成分有關。

植物在進到身體後，有種成分會啟動特殊活性。我們稱之為「植化素」(phytochemical)，而每種蔬菜都有其特殊的植化素存在。特別是十字花科蔬菜含有與預防癌症、緩和發炎、抗氧化等相關，名為「蘿蔔硫素」(Sulforaphane)的植化素。此外，本書中還想強調它所含的另一種特殊能力，就是**可促進身體產**

生協助排毒進行的穀胱甘肽，有了它十字花科蔬菜才能幫助身體排毒。

至此我才開始覺得，終於找到了能與更多人分享健康的起點——排毒的有效良方。之後我埋頭研究如何調理，人體才能有效吸收植化素，以及如何才能每天都吃到這些蔬菜。

在這個過程中，從我每天開始吃十字花科蔬菜後，我對自己身體實際產生的變化感到非常驚訝。根據我學到的醫學知識，被認為無法治癒的蕁麻疹開始減少了，我先生的青春痘跟鼻炎也隨之消失。我的皮膚逐漸變好，對甜食的欲望也跟著銳減。這些變化太過驚奇，讓我想廣為宣揚十字花科蔬菜的重要性，並且試著製作活力排毒飲配方，以利每日攝取到這些蔬菜，我也同步在網路社群上分享。此後除了我與身邊的人之外，有不少陌生的網友也回報身體狀況因而改變。

更神奇的是，不少人都表示「當身體改變後，心態也跟著改變了。」例如：

「醫師，我看到自己身體的轉變，對生命的態度也跟著轉變了。」

「我想對自己的身體好一點、多珍惜它一點。」

沒錯。**身體排毒後，心態也會產生變化。**不妨就從今天開始吧，讓排毒改變你的生活，並帶來革命性的轉變。

案例1

消炎救肌膚

「孩子滿是異位性皮膚炎分泌物與傷疤的皮膚變乾淨了！」

某天我在社群上收到一位媽媽的來訊，說她的孩子苦於異位性皮膚炎，詢問有什麼好方法。實際上，那個孩子皮膚發炎的區域占了很大的面積，表皮變厚而且流膿。我告訴這位媽媽除了塗抹藥膏外，飲食習慣也必須改善。每天喝十字花科蔬菜打成的 Lively 活力排毒飲，並盡量減少攝取含有「麵粉、乳製品、糖」的食物，以減緩慢性發炎。因著母親偉大的愛，她的孩子一年間每天喝活力排毒飲，也吃健康的副食品，結果原本到處流膿的傷口和疤痕皮膚都變乾淨了，這位媽媽開心的回報喜訊。

「異位性皮膚炎變好了。」「皮膚問題消失了。」「皮膚變光滑了。」這些是我最常在社群平台收到的留言。前面案例中提到的 Lively 活力排毒飲會在後面詳細介紹，而為了在一般用餐之外多攝取十字花科蔬菜，我研究出來的方法，是每天再簡單的喝一杯 250 ～ 300 毫升分量的蔬果汁。我在大學醫院時就經常見到受異位性皮膚炎所苦的孩子，治療方法不外乎是塗抹藥膏、服用類固醇，不行的話就再投入免疫抑制劑、生物製劑，後來才發現原來只要改善飲食習慣、減緩發炎，就能帶來驚人的改變。

再來看看另一個案例。這位是兩個孩子的媽媽泰梨，她為了自身與孩子的健康生活做了許多努力。

泰梨嘴唇周圍有很嚴重的皮膚炎。唇炎會造成嘴唇與周圍腫脹、龜裂脫皮，通常過不了多久就會好轉。但泰梨不同。她的皮膚炎是「慢性的」，即使試了各種治療方法，仍一再復發。她嘴唇周圍的皮膚泛紅、龜裂、刺痛，甚至不戴口罩就無法出門。

她去大學醫院拿了口服類固醇與塗抹的藥膏，還是不斷復發，最後乾脆放棄去醫院求診了。

泰梨從沒想過唇炎其實與飲食習慣有關。後來她透過我的IG了解到身體發炎的原因，並決定從根本解決，開始利用我所建議的減少發炎做法，也就是減少麵粉、乳製品、糖類的攝取量，並且飲用Lively活力排毒飲，多多攝取十字花科蔬菜。就這樣一天天慢慢地養成習慣，並持續了幾個月後，泰梨突然驚覺自己已經不再擦唇炎藥膏了。

不管用什麼藥都不斷復發、折磨泰梨的唇炎，從某個瞬間開始消失無蹤，聽說這之後的幾個月也不曾在無用藥的情況下復發。實際見到本人時，泰梨的皮膚已看不到發炎的痕跡，十分乾淨。

我診治過的某位不斷與下巴周圍的毛囊炎、滿臉青春痘抗戰的病人，也透過活力排毒飲和提高十字花科蔬菜的攝取量，及少吃引起發炎的食物後，開心的回報找回以為再也看不到的原本的皮膚狀態了。

每次看到這類心得，我都會邊為對方的皮膚狀況恢復感到慶幸，邊讚嘆和認同，最重要的是隱藏在皮膚表面下的身體變化啊。我總是說「皮膚是身體之窗」。皮膚就如同鏡子般，會反映出身體內部正在發生的事。特別是慢性皮膚炎，幾乎無法只靠治療皮膚就順利好轉。身體會持續發炎的原因出在體內的可能性很高，必須一併進行減緩全身發炎的治療才行。

發炎就像大量用身體的廢物、活性氧做出炸彈一樣。發炎之所以慢性持續，是因為廢物量過大，導致身體排毒系統無法正常運行。這時就需要排毒五步驟。

現在就用排毒五步驟來探討上述案例使用的方法吧。

第 1 步｜胃：減少刺激胃壁的飲食、不好消化的麵粉與乳製品等食物

第 2 步｜腸道：攝取有益腸道活化的膳食纖維、各種蔬菜，供給腸內好菌食物

第 3 步｜肝：透過十字花科蔬菜產生促進肝排毒作用的穀胱甘肽

第 4 步｜膽：透過酪梨版本 Lively 活力排毒飲中的良好油脂促進膽汁分泌

第 5 步｜細胞：透過十字花科蔬菜，提供處理身體廢物的最強力抗氧化系統——穀胱甘肽的生成訊號

這些效果相互作用後，可讓胃腸正常運作，幫助肝的排毒功能，並處理身體的活性氧廢物，這樣身體才有餘裕讓各處發炎復原。說只靠這招就能排除慢性發炎一點也不為過。

如果以為只是皮膚問題而不積極處理，身體內部的發炎火種就會形成更大的病灶。請記住，「皮膚是身體之窗」，你必須感知皮膚發出的訊號，才能保護自己的身體。

就像先前提到胃的案例，儘管很多人皮膚炎會轉好，但當然也有無法轉好的情形。在我診療的病人中，也經常見到即使並行使用活力排毒飲與各種治療，皮膚也無法順利好起來的患

者。針對這類病人，我有兩個建議：

第一，若是異位性皮膚炎、唇炎、接觸性皮膚炎等，散布在皮膚表面的發炎症狀，請一定要配合塗抹藥膏。皮膚是攸關內外營養的重要組織。身體內部的發炎需靠飲食習慣來改善，皮膚表面的發炎則需要透過塗抹治療來減緩。有些病人會擔心類固醇副作用，而嚴禁「類固醇藥膏」。然而，類固醇藥膏對急性皮膚炎來說，是短期使用非常有效的治療方法。類固醇藥膏的副作用只有在長時間持續塗抹下才會發生，短時間則不會。

也有些人因為擔心類固醇副作用，即使有皮膚炎也不好好擦藥，導致擦個二到三天就中斷，復發之後忍不住又重新開始擦藥，結果幾個月一直反覆在擦類固醇，最後只好再回到醫院。像這種塗抹方法就有可能引起類固醇的副作用，是最危險的。就好比山上失火了，你潑了幾瓢水感覺滅了，卻留下了火苗，最後火勢又變大，就又再撈了幾瓢潑灑。像這樣，要不復發也難。

請記住，在一開始急性發炎時，就必須塗抹藥膏，直到皮膚變回光滑狀態、不復發，這才是避免長期使用類固醇藥物的方法。

此外，也請持續塗抹針對此問題的潤膚膏，以利皮膚障壁的復原。

第二，發炎的來源很多，而每個人透過排毒系統將之排除所需的努力與時間也不盡相同。也有病人其他部分好轉，就是青春痘、毛囊炎等始終好不了。有些人則是腸道狀況太糟好不了，有些人是出自飲食原因，有些人則出自汞的問題。

皮膚問題經常得在身體各種發炎復原後才能減緩。當你無法只靠Lively活力排毒飲解決時，可仔細地閱讀後面的「毒素」章節，矯正生活習慣。幸運的是，大多數的人在認知到自己的身體問題並排除後，都能獲得改善。

案例 2

腸排毒拯救
免疫細胞與腦細胞

「原先慢性便祕、眼神渙散、反應遲鈍的孩子

重新找回生氣。」

自從我在網路上談論健康議題後，每天都會收到許多反饋，其中有些特別容易讓我展露滿足的笑顏，像是某位媽媽敘述小孩喝了活力排毒飲的心得——從懷孕到生產，Lively 活力排毒飲都是她可靠的夥伴，當她的孩子開始吃副食品後，活力排毒飲也直接成為副食品之一。這讓我感到十分欣慰。另外有一位銀宇的故事更讓我思考良多。

銀宇最大的問題是「便祕」。大便呈黑色、味道重又乾巴巴，每次上大號時都很痛苦，導致滿四歲後還無法坐馬桶上廁所，得穿尿布才能排便。

媽媽秀妍說，銀宇的腸道會這麼糟有許多原因。銀宇從小身體就不

好，導致他在週歲前就必須使用抗生素，也經常吃感冒藥與退燒藥。除此之外，他也不常喝水，但很喜歡吃麵類、牛奶、起司等食物，才造就腸道細菌生活艱難的環境。惡性循環下，孩子的狀態自然變差，也經常生病、疲憊不已，甚至動不動就感冒、發燒，導致重新吃起含抗生素藥物。

在銀宇的腸道被如此蹂躪的同時，他脖子後方的淋巴開始浮腫。最令人擔心的是，銀宇的眼神開始渙散，動作也變得緩慢。秀妍想著：「這樣下去不行！」便開始鑽研健康讀物，並且找到我的部落格，從中了解到飲食習慣與腸道健康的重要性。秀妍變化了銀宇的飲食，並開始製作活力排毒飲。由於幼兒園吃的飲食無法更動，因此她把在家吃的早餐改成活力排毒飲。

一年過後，銀宇終於告別便祕之苦，在滿五歲的一個月前跟尿布說掰掰，大便也變成香蕉狀的黃金便便了。他的淋巴發炎轉好，模樣也不再有氣無力，目光恢復得炯炯有神。此外，免疫力也變好，不太感冒了。據說這一年是自銀宇出生以來，前往醫院的次數最少的一年。

我們可從銀宇的故事了解到，當身體排毒系統麻痺時可能發生的問題，並且察覺不良的飲食習慣會給「腸道」帶來多大的折磨，而腸道的變化又會給孩子的整體狀態帶來多大的影響。當腸道健康惡化導致便祕時，體內的排毒系統出口也會跟著麻痺。這時各種毒素無法從身體排出，身體細胞也因為無法排出的毒素而充滿廢物。當廢物增多，細胞的機能就會下降，這時最受影響的即是「免疫細胞」及「腦細胞」。因此當腸道健康變差時，銀宇才變得容易感冒、發呆。畢竟孩子仍處於發展階段，比成人更容易受到毒素的影響。

事實上，面對廢物與毒素時最為脆弱的，就是「胎兒」。

曾看過報導的標題寫著：「胎兒營養來源——人類胎盤也驗出塑膠微粒」，其中內容提到，研究證實各種毒素會在母親肚子裡傳給脆弱的胎兒。塑膠微粒不是唯一的問題。重點在於母親攝取的各種毒素會原封不動地傳到孩子身上。

我期望準備懷孕或孕期中的女性務必閱讀本書，因為母親的飲食習慣對胎兒造成的影響實在非常巨大。

近年自閉、發展障礙等發病率激增，美國 2020 年的自閉發病率相較 2000 年也增長了四倍。這代表，假如 2000 年，150 人中有一名是自閉兒，那麼 2020 年就是 36 人中有一人是自閉症患者。我看到這份統計資料後震驚不已。自閉症顯然具有遺傳因素，但要說只因遺傳上的變化而導致在短短「20 年間」發生如此大的轉變，似乎不單只是遺傳的因素而已。許多研究者為解開原因而進行研究，其中一份 2019 年的報告指出

「懷孕期間母親攝取的加工食品」是導致自閉症的因素之一，且指名與 PPA（propinoic acid）物質密切相關。PPA 是許多加工食品為延長保存期限都會使用的添加物。

事實上，PPA 是身體在攝取食物時透過腸內菌自然產生的物質之一。但當該物質的量變多時，會對尚在發展中的胎兒造成致命問題——可能妨礙神經系統的發展。在將人類的神經幹細胞暴露於 PPA 下觀察變化時，可發現神經迴路改變，且一部分神經細胞過度增殖，發炎也跟著增加。驚人的是，這些變化與從自閉兒身上觀察到的大腦變化狀態一致。也就是說，母親若吃太多加工食品，可能讓胎兒暴露在過量的 PPA 下，妨礙胎兒的腦細胞發展。此研究只探討了 PPA，但我們已實際在日常生活中攝取了各式各樣的毒素。

若母親身體的排毒系統在該情況下無法正常運作，傷害就會轉嫁到最脆弱的生命體胎兒身上。

基於此，我非常渴望能向準備懷孕、孕期中的人和照顧幼兒的人，傳達和囑咐照護排毒系統的重要性。一個個細胞的健康，以及對它們來說極為重要的排毒系統，還有幫助此系統的飲食習慣，都會形成重要的防護罩，成為守護身體的力量。

前面提的是孩子的案例，但攝取活力排毒飲對大人的便祕問題也有效果。我最常聽到的心得之一是「排便變順暢了」。

畢竟充分供給膳食纖維、減緩身體整體發炎，可說是讓腸道更正常運行的基礎工程。

另一方面，也有許多人坦言自己每天遭受軟便與腹瀉的腸躁症所苦。這些人也是在減少容易引起發炎的麵粉、乳製品、糖、加工食品等食物，並飲用含有豐富十字花科蔬菜的活力排毒飲後，終於見到健康、良好的大便模樣。

但比起因為有腸躁症就直接喝起十字花科蔬菜攪打的活力排毒飲，最好先明確掌握目前的飲食習慣與症狀之間的關係。你首先要做的事情，就是掌握自己吃的食物內容，並回顧吃了哪些食物會令症狀變好、哪些食物會使症狀惡化？

執行該過程後，就可以找出是何種原因在折磨腸道。如果罹患腸躁症，除了腸胃蠕動不完全外，很有可能連腸道菌叢*也不健康。這類人若光是大量吃蔬菜也只會讓肚子脹氣，導致更嚴重的腸躁症狀。感覺「自己跟蔬菜不合」的人就是如此。

不過越是如此，就越應該盡快改善腸道環境。最重要的是，要給腸道適應的時間，慢慢改善它。

先找出折磨腸道的食物，並避免食用該食物，以降低不舒

註

*存在於身體內的各種微生物群集，也意指存在於消化器官中的微生物群。

服的感覺。之後再開始少量攝取包含活力排毒飲等煮熟的蔬菜。如果只攝取少量蔬菜就脹氣，可努力實踐後面將介紹的「排毒第一步（胃）」與「第二步（腸道）」，並稍微等一下腸道的變化。之後再重新攝取蔬菜與飲用活力排毒飲，並逐步增量。在此期間，腸道的發炎症狀會逐漸減少，食用蔬菜增殖的腸道好菌慢慢增加後，就會在不經意下感受到症狀改善。

案例 3

荷爾蒙排毒
挽救女性健康

「跟生理痛說掰掰，

體脂肪下降，減掉 7kg！」

「我原本因為子宮肌瘤引發嚴重的生理痛，PMS（經前症候群）也是其中一個，但這個月卻在無生理痛的情況下安然度過生理期。」

「第一次生理痛這麼輕微，只稍微吃一點止痛藥就可以度過。真的很感謝。」

「我只喝了三週的活力排毒飲就沒再感覺生理痛了。」

生理痛是皮膚之外最常談到的變化之一。珉娥一直以來就有嚴重的生理痛，甚至還曾痛到昏倒路邊被陌生人背去急診。她的父母帶著她到醫院做了各式各樣的檢查，卻只得到沒什麼說服力的答案——「體質」問題。

所幸珉娥結婚後生了個可愛的小寶寶，但這個孩子為珉娥及家人帶來了許多改變，其中一項就是意識到研究副食品與食材的重要性。珉娥了解到身體與食物之間的深遠關聯，並為了大大改變自己的飲食習慣，幾乎把廚房都翻新了。

改變對腸道與腸內菌有害的飲食習慣，並攝取十字花科蔬菜，對細胞與全身進行排毒，給珉娥帶來哪些變化？

最讓珉娥驚訝的是，初經以來折磨她的生理痛消失了。而且易胖的體質，在產後四個月內就減掉了七公斤，身體變得更加輕盈，讓她十分開心。

為什麼會有這麼多人都在心得裡提到「生理痛」消失呢？生理痛產生的原因目前尚未有完美的答案，但普遍認為起因於某物質，即名為「前列腺素」(prostaglandin，以下稱 PG)的發炎物質。生理期時，PG 會促進子宮與子宮的血管收縮。

該過程中若產生過多 PG，子宮壁與血管會過度收縮，導致子宮氧氣不足，因而產生的痛楚就稱為生理痛。

然而身體內存在著可增加 PG 的強力物質。也就是女性荷爾蒙——雌激素。那麼該做什麼才能減緩生理痛就很明確了。首要，減少 PG 的產生；再來，不要讓雌激素增加。

在這裡再稍微探討一下雌激素。假設 PG 相關的條件都相同，體內產生的雌激素量也一樣，我們感受到的生理痛是否也一致？有趣的是，雌激素除了體內產生的量外，也會受到肝內排毒、腸道排泄過程的極大影響。即使肝將雌激素解毒後送到腸道，若有便祕或腸道菌叢不健康，就會吸收掉雌激素而無法排出。在這過程中，身體會受到更多雌激素的影響，自然生理痛也會更嚴重。也就是說，為了減緩生理痛，並安全排出雌激素，排毒系統必須正常運作才行。

生理痛的部分，除了可減少 PG，還能協助適當排出雌激素的方法，正是「十字花科蔬菜」。

我想再強調一下，對生理痛嚴重的人而言，提高十字花科蔬菜攝取量十分重要。生理痛之所以嚴重，是因為受到雌激素極大的影響，那麼除了讓雌激素順利排出之外，安全地將雌激素排毒的過程自然也很重要。雌激素排毒後產生的各種代謝物一部分是安全的，但也有一部分容易引起發炎或癌症。不斷有研究指出，這種危險的雌激素代謝物，與跟雌激素相關、具代表性的疾病——乳癌有關聯。

也有實際研究顯示，生理痛嚴重的人，卵巢癌的風險較高。這代表即使現在只是生理痛，未來可能轉為子宮肌瘤、子宮腺肌症、子宮內膜異位症、乳癌、卵巢癌等疾病。因此若有生理痛，或有雌激素相關疾病或家族病史，請務必養成讓排毒系統良好運作的生活習慣。以下是十字花科蔬菜緩解生理痛的兩種做法。

①｜抑制 PG 產生：十字花科蔬菜所含的「蘿蔔硫素」成分可抑制與生理痛相關的 PG 產生。

②｜減少雌激素再吸收，並促進安全排毒：十字花科蔬菜的膳食纖維可幫助腸道蠕動，並讓健康腸內菌存活。因此可防止肝努力排毒過的雌激素再被腸道吸收。除此之外，也可協助雌激素以安全的代謝物型態排毒。

雖說如此，但很多人都認為「有生理痛，直接吃止痛藥不就好了嗎？」

事實上，生理痛最普遍的解決方法是「止痛消炎藥」，其中布洛芬等非類固醇（nonsteroidal anti-inflammatory drug, NSAID）抗發炎藥最具代表性。有關這些止痛藥的作用方式，只要思考前面說明的生理痛產生原理就可理解了。若想減緩生理痛，即意味著需減少 PG，而這些止痛藥就是減少 PG 的藥物。但止痛藥雖然在減少 PG 上很有效，卻有個問題。若長期服用，可能對腸道造成各種不良的影響。這會惡化我們珍貴的排毒系統出口，即腸道環境。當腸道不健康，雌激素就無法正常排出。在非常不舒服的時候當然可以吃止痛藥，但長期來看，最好還是選擇能從根本上減少生理痛的方法。

同時，也有許多人問，在停經以後吃十字花科蔬菜是否會有效果。這主要是因為誤解了「減少雌激素再吸收」為減少雌激素之意的緣故。然而，十字花科蔬菜的作用並非減少雌激素的產生，或排出更多雌激素。它的作用只是將產生的雌激素在排出身體的瞬間，幫助身體不要再將其重新吸收。此外也在排毒時，讓雌激素在身體中以安全的方向進展，而非成為有害的存在。雌激素只是十字花科蔬菜可協助排毒的其中一種物質，而十字花科蔬菜會透過穀胱甘肽幫助整體的排毒系統。因此除了停經女性之外，也可為男性帶來極大的幫助。

案例 4

保養肝後，身體狀態截然不同

「老公的膽固醇與肝指數下降了！」

「肝指數變好了。」

「膽固醇指數正常了。」

「脂肪肝轉好了。」

許多效法我製作活力排毒飲飲用的人，本來只有自己在喝，到後來都因為既然喝了，就讓老公或小孩一起喝。特別是找老公一起喝的人，大多都能帶來老公的肝、膽固醇指數改善的好消息。

實際上，大多數男性不太關注健康，因此飲食習慣比女性更「隨興」，在社交方面也比女性更常喝酒。這些男性在健康發出警訊時，通常已 50 好幾了。

男性會在這時覺得身體不如以往，而開始前往醫院看診，並且感覺這類變化比以前稍微快上許多。很多人在 40 歲後半就開始覺得體力大減。理由各式各樣，但我認為應與現代社會的各種毒素與受此壓迫的排毒系統脫不了關係。這可以從肝指數上發現端倪。

如果你在過去健康檢查中有驗血紀錄，可拿出來觀察一下。AST、ALT、GGT（r-GTP）等三種是最基本的肝功能檢查項目。AST、ALT 是一種身體細胞使用的酵素，當細胞損傷時，細胞內的酵素就會滲出，並且能從血液中檢測出來。這些酵素大多分布在肝內（特別是 ALT），因此通常稱作肝指數。而 GGT 是與排毒系統更為相關的數值。GGT 也是大多存在於肝細胞的酵素，當肝與膽管受損時，在驗血時會呈現較高數值。不過這個 GGT 除了肝與膽管之外，也負責幫助身體整體細胞重新利用所需的穀胱甘肽，是很重要的角色。因此當身體暴露在各種毒素之下時（＝非常需要穀胱甘肽時），GGT 就會增加。簡單來說，當這三種數值上升時，就代表在排毒系統中擔任重要角色的肝出現了損傷。

很多人看到健康檢查紀錄中的「正常」，就覺得「我的肝應該沒問題。」不過，這樣就安心有點言之過早。若仔細觀察一下參考值會發現，AST、ALT 在 40 以下為正常，GGT（r-GTP）在 35 以下為正常。因此，健康檢查後若肝指數沒到很高，通常不會聽到相關說明。但我希望各位都能再次確認一下指數。寫在結果上的參考值只是表現「病理」狀態的標準，而非異常指數的說明。根據實際肝指數與所有疾病死亡率之間的相關性調查論文結果，死亡率最低的人顯示的肝指數，都要比參考值低上許多（AST 10-15U/L, ALT 12-15U/L, GGT 10-17U/L），也就是說，若是在該範圍外的30、40的人，雖然並非病理階段，但肝也並非最佳狀態。

實際觀察喜愛飲酒的人的肝指數，會發現很多咻地就超過參考值，或驚險的維持在參考值警戒範圍。這並不僅限於飲酒的人。若在酒之外攝取過多肝必須處理的東西，就會導致肝細胞受損、肝指數上升。最具代表性的即是「果糖、蔗糖」。

「醫師，我一口酒都沒喝，肝指數卻很高。還有脂肪肝」，若觀察這些人的飲食習慣，可發現他們吃了很多碳水化合物，或是生活中少不了充滿蔗糖與果糖的水果與點心。這又稱為「非酒精性脂肪肝」。也因此，肝指數若同前述超過最佳範圍的話，就必須意識到是該照護身為排毒系統中樞的肝的時候了。

來探討一下案例吧。

蓮熙的老公從20幾歲開始肝指數就很高，後來被診斷出非酒精性脂肪肝。蓮熙生理期前後身體也會浮腫且有生理痛，所以開始與老公避開會引起發炎的食物，並飲用起活力排毒飲。他們一邊改變飲食習慣，一邊喝活力排毒飲，之後蓮熙生理痛與浮腫減緩，也覺得腹內舒服了不少。

至於蓮熙的老公，初期的肝指數AST／ALT／GGT各為28／39／37，即處於參考值內外的驚險範圍。不過持續實踐排毒習慣與飲用活力排毒飲達八個月後，AST／ALT／GGT各減為19／22／22。這是比過去更接近理想的數字。在這期間，蓮熙的老公因為聚餐喝酒，並在該時期所做的檢查中發現肝指數提高，之後就盡量不再喝酒了。

那麼活力排毒飲在幫助肝的過程中擔任什麼樣的角色呢？

含酒與果糖的各種毒素會讓肝細胞產生「廢物」。這個廢物即是引起發炎、損害細胞，將肝變為疤痕組織（肝硬化）的主要原因。故幫助肝的核心策略，就是減少廢物的產生，並協助其有效果的處理廢物。為了減少廢物產生，就必須減少攝取產生廢物的各種毒素。減少飲酒與引起發炎的食物，就會自然減少廢物的產生。

接下來有效幫助處理廢物的，即是十字花科蔬菜。十字花科蔬菜可以協助產生讓肝細胞有效處理廢物必備的穀胱甘肽。此外，這個穀胱甘肽會跟找麻煩的毒素結合，讓它安然地離開我們的身體。蓮熙的老公實踐的生活習慣便是透過這兩個層面幫助肝細胞，藉此讓肝指數獲得好轉。

事實上，雖然有很多戲劇性好轉的案例，但我之所以介紹該案，是因為這是任何人都可能遇到的狀況。重點在於希望各位不要因為尚未達到「病理指數」，且認為每個人多少都有點脂肪肝，也沒什麼特別的治療法，就覺得沒關係，而忽略了身體發出的警訊。

肝每天都得處理無數毒素。如果你不幫助自己肝臟的排毒系統，還有誰能幫它呢？若忽略當下肝所發出的微弱訊號，等到肝布滿脂肪跟疤痕組織時，就什麼也做不了了。而且遺憾的是，一旦肝硬化，就沒有可挽回的方法了。特別是 GGT 高的人，請務必實踐後面介紹的「避開毒素」。因為 GGT 雖會在膽管堵塞時增加，但若非該情況，則大多與毒素相關。

第2章

生病，
是體內毒素所導致

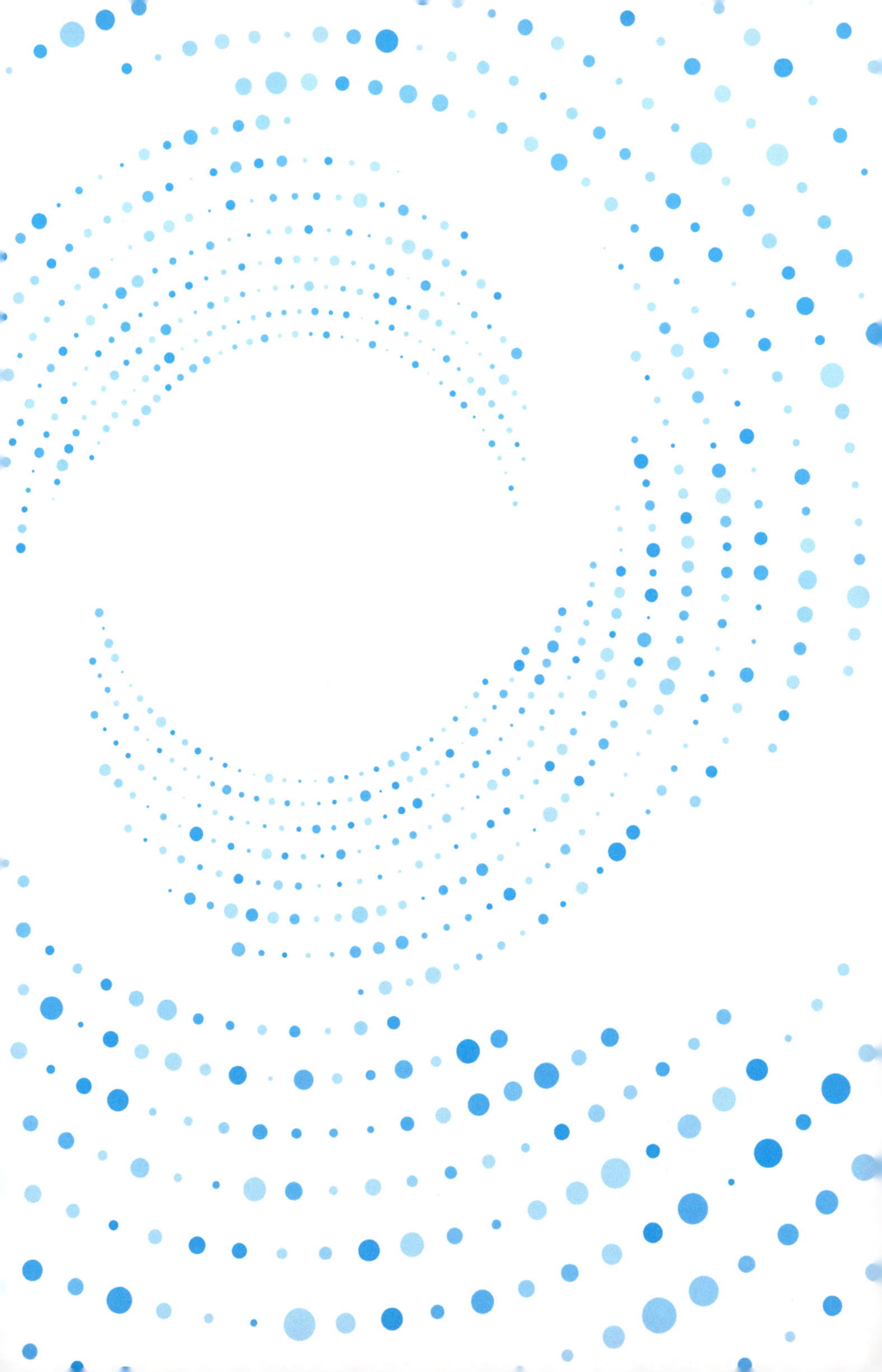

嵌進身體裡的刺——毒素

想像一下你的屁股插進了一根小小的刺。在刺入的瞬間會有灼熱的刺痛感，但肉眼看不到傷口，也就不以為意了。但是過了幾天後，痛楚逐漸增加，甚至嚴重到整晚都痛到睡不好，導致隔天輕微發燒。這時候才驚覺不對勁，而前往醫院看診。

「醫師！我有點發燒，而且屁股痛痛的。好像是被刺到了，不知道為什麼會這樣。」

「外表看不太出來。我先幫你開退燒藥跟止痛藥。」

接著，吃了醫師開的退燒藥跟止痛藥，身體卻沒好轉。因為身體不舒服又再去了另一家醫院尋求治療。而這家的醫師說，因為火氣大身體才會發熱，所以要冥想讓身體靜下來。再去看另一家醫院，醫師則是叫你吃中藥提高免疫力。

試問這位病人好得起來嗎？

也許透過冥想穩定火氣後找到心靈的平靜，會讓他稍微好一點也說不定。但如果不能找到屁股上的刺並將它清除掉，這名病人絕對無法擺脫不清楚根源的微燒與痛楚。實際上，這根刺就是進入身體作祟的「毒素」，有毒素這個搗蛋鬼，身體是無法完全恢復的。

很多人只要聽到「毒素」「排毒」就會懷疑是不是「騙子」。其實還在就讀醫科大學時的我也是如此。我當時認為，這類概念並沒有包含在醫學範疇內，但畢業後重新研讀才發現，原來我什麼都不知道。事實上，我們都暴露在無數毒素中，並且因為無法完全排除這些毒素才生病的。但真正重要的是另一件事。也就是，許多人其實屁股上插了許多刺而不自知。

從醫的過程中，總有病人不管怎麼吃藥、補充不足的營養素、改善生活習慣，都無法好轉。醫師們也會煩惱「為什麼這位病人就是好不了？」而我在這過程中找到的答案，就是「排除毒素的過程＝排毒」。我意識到「啊，如果不幫這些病人把刺拔掉，就無法進到下一個階段」。

這並非僅適用於有明確病因或症狀的人。由細胞組成的身體中，隨時都會形成小小的刺，這些小刺就是「活性氧」，是細胞在製造能量的過程中必定形成的物質。這些刺也是降低細胞功能，引起老化的主因。

這時候排毒系統就派上用場了。排毒系統能讓我們免受這些刺的攻擊，排除內外部的毒素後，再除去活性氧，以保護我們的身體。那如果排毒系統無法正常運作呢？無法排除的各種內外毒素會在細胞內製造更多活性氧，導致連處理活性氧的系統也無法正常發揮功能。這種狀況下，細胞功能會急遽下降。而細胞功能下降的速度會決定「老化的速度」。這代表，**你的老化速度最終取決於排毒系統正常運作的程度。**

這並不單純是在說，延遲老化能看起來變年輕，而是當你盡可能維持身體功能時，活著的時間就會盡可能增加。隨著壽命增加，你更能以自己的方式、行動活著，增加以「自我」運作活著的時間，而非只是成為醫院的常客。

最終，隨著排毒系統功能的不同，我們彼此會迎接不同的「疾病」與「老化」狀態。在這種現實情況下，我將自己了解的知識稱之為「理解後實為祝福之知識」。

了解排毒系統可幫助你避免疾病的侵害、降低老化的速度。**了解有關身體的正確健康知識的人，與不了解的人，在10年、20年後的生活註定會有極大的差異。**你要作為癌症、失智症病人活下去，還是以擁有健康能量、健全心態的人活下去，都將為其所左右。因此，為了在接下來的人生中保有最健康、年輕的自己，不妨整頓一下左右自己人生的排毒系統吧。

| 思想汙染 |

威脅健康的
甜蜜陷阱

本書介紹的排毒概括了前面介紹的清除身體內部的刺、使身體排毒系統正常運作的過程。在該排毒過程的第 1 步中，必須清除妨礙身體功能的刺，即「搗蛋鬼」。為此，我們就需要先知道到底是哪些刺插在我們的身體裡，以及我們究竟被什麼汙染了？

重金屬？農藥？殺蟲劑？塑膠微粒？都對。不過在那之前，我想先提一下整體社會普遍存在的「思想汙染」。

不用說得太遠，就拿我自己來說，也的確抱持著被汙染的思想。在人生十分疲憊、辛苦的學生時期，我唯一的樂趣就是吃。考試一結束衝到百貨公司地下一樓挑選點心的時間，可說是我唯一的幸福時光。

其實多思考一下就會意識到，生命中讓人幸福的要素很多，但我們的周圍卻充斥著這種訊息：

「人生哪有什麼好的，就是吃好吃的小確幸而已。」

「有壓力就是要吃甜食來解壓。」

如前述，吃甜的又具刺激性的東西，進而產生「多巴胺*」的單純本能，自然成為食品產業的基礎。人們開始製作可快速、輕易分泌多巴胺的食物，吃了就會開心的訊息也廣為人知。

但有個危險的事實——分泌多巴胺必然會引起「中毒」。我有個朋友崇尚自然料理，有次他請朋友來家裡玩，並招待各種當季食材做的料理。不過這群朋友平常都習慣外食，聚餐後回到家還是忍不住叫了外賣來吃。「吃了卻跟沒吃一樣。」這是因為平常在刺激性飲食中感受到的多巴胺無法在自然料理中感受到所導致的現象。

「吃播」文化也為這種中毒現象火上加油。吃甜、刺激性的食物就會感到幸福的影片，即使在沒吃東西的瞬間，也支配了我們的腦袋。這讓「甜又刺激的食物」成為「好吃又帶來幸福的食物」，「清淡且蔬菜多的食物」成了「減肥時吃的難吃

註

*dopamine：在大腦的酬賞迴路分泌，並作用於預測刺激報酬的神經傳導物質。除此之外，也與行動與意識、自發性移動、注意力集中、工作記憶、學習等有關。

食物」。

有個為了解多巴胺中毒而以老鼠為對象進行的著名實驗。他們在老鼠的腦袋中注入電力裝置，並設計成只要按下槓桿就會釋出多巴胺。這導致老鼠拋下其他所有事，甚至忘了吃喝，只為了快感而不斷按壓槓桿。多巴胺就是如此威力強大。

「世上哪有什麼。就是吃好吃的東西開心過活罷了。」這類訊息讓你吃了第一口，而那一口帶來的多巴胺便帶著我們陷入中毒的泥淖。但其中有個更嚴重的問題，就是讓食物中毒惡化的巨大因素，其實經常出現在我們的面前——現代人的通病「壓力與忙碌」。當你承受壓力時，準備並思考未來的高層次大腦——前額葉的功能會急遽下降。忠於本能的大腦範圍會命令「帶多巴胺過來給我！」以代替該位置。在大腦如此運作下，為了美好的明天而健康飲食的決心只能屢戰屢敗。

此外更關鍵的是，現代人實在太忙碌了。買菜後回家料理來吃大概需要一到兩小時，對既要上班、養小孩，還要做家事的人來說，準備料理的時間都是奢侈。最後只得選擇按幾個鍵就全部搞定、送到面前的外賣食物。

我們漠視這些過程，認為「別無他法」，並費盡心思忽略身體的變化。但在這種思想與文化的汙染下，我們的身體真的不要緊嗎？不克服這些，也能健康地生活嗎？

答案當然是「不行」。我深入鑽研健康對策，卻備感窒礙難行的，就是讓食物帶來多巴胺的「暴飲暴食」習慣。這不只發生在我身上，周邊的病人、社群上的鄉民無不透露了共同的煩惱。如果不解決這種思想的汙染，勢必會像沙堡一樣不斷崩塌、原地踏步。關於這部分會在第 5 章進行更多的探討，但最終，習慣只能靠習慣來克服。我之所以會把排毒稱之為「每天的刷牙」，也是因為**只有當排毒成為習慣，才能發揮它真正的效用。**

若能**將排毒習慣像刷牙一樣每天實踐，一定可讓思想的汙染、身體的汙染產生變化。**暴飲暴食超過十年的我之所以能脫離炸雞跟麵包中毒，正是因為每天實踐的排毒的力量。既然我們已經認知到威脅自己的思想與文化汙染，現在該來見一見實際威脅我們的毒素了。

| 體內老化物質 |

伴隨左右的
體內毒素

身體裡以「毒素」運作的物質大致可分成兩種，即「從外部進入的毒素」與「從內部產生的毒素」。在這章，我們將探討身體內部持續產生的毒素。先來看幾個具代表性的例子。

30多歲的智慧因憂心高肝指數而前來門診。她原本為自己可參加健美比賽的結實肌肉感到自豪，平時也很關心健康，只吃對身體有益的食物。但看驗血結果卻發現，肝指數似乎比正常標準值高了一點。

「醫師，我沒有脂肪肝，也吃得很健康，到底為什麼肝指數會一直偏高呢?」

我跟智慧稍微多聊了一會兒，才在她的飲食中找出原因，就是蛋白粉。

你是否看過有人過度攝取蛋白粉，而導致肝指數上升的例子呢？近年健身的人增加，這種案例也變得隨處可見。蛋白質對肌肉等身體部位而言是非常重要的組成成分，也是當作能量來源使用的必需營養素。

我們透過食物攝取蛋白質，但當蛋白質從身體代謝時，會殘留一些引起毒性的部分，即「氨」。若氨沒有在肝的幫助下快速代謝，就會在體內產生毒性。若有肝硬化等肝功能嚴重下降的病人，有可能發生稱之為「肝性腦病變」的神經錯亂症狀，而其中的一項來源物質正是氨。肝會將這類氨轉變為相對來說安全的物質「尿素*」，而尿素會透過小便排出體外。也就是說，蛋白質吃過量會增加肝的排毒負擔。

偶爾會有努力健身的人不清楚該事實，而攝取了相對體重來說較為過量的蛋白粉。前述中的智慧為了維持肌肉，平常也攝取了過多的蛋白粉。但請務必記住，我們日常中經常攝取的蛋白質，也都必須經過身體排毒流程。

再來看其他體內毒素。

註

*Urea：在肝中由氨製成的物質。透過胺基酸的去氨作用過程產生、哺乳動物蛋白質代謝的最終分解產物。

如同前面探討的，女性荷爾蒙的代表雌激素是需要正確排毒與安全排出的荷爾蒙，同時也在身體中擔任各種重要角色。

雌激素的重要性會在女性更年期症狀中明確展露。更年期時若雌激素不足，會產生熱潮紅，導致心情低落憂鬱，骨質疏鬆症的風險也會提高。也就是說，雌激素負責擔任體溫調節、腦內神經傳導物質均衡維持、骨密度維持等重要角色。它是在如此活化的狀態下進行諸多運作的荷爾蒙，因此需要適當的「非活化」與排出。若雌激素未完全非活化或排出，則可能引發乳癌、卵巢癌等嚴重癌症。

幸好身體內存在著將雌激素安全排毒、排出體外的系統，即肝與腸道。肝會讓雌激素不再活性化。但這裡存在兩條命運的岔路；第一條路可抑制癌症發生，讓身體以安全的方式轉變雌激素。第二條路則反而會將雌激素變為提高癌症機率的危險物質。在這兩條命運的岔路中，根據雌激素的代謝方向，癌症發生機率也會大大不同。（雌激素排毒過程十分多元，因此難以在此完整說明，只簡單提及較為明確的2號與4號過程的癌症產生相關作用。）

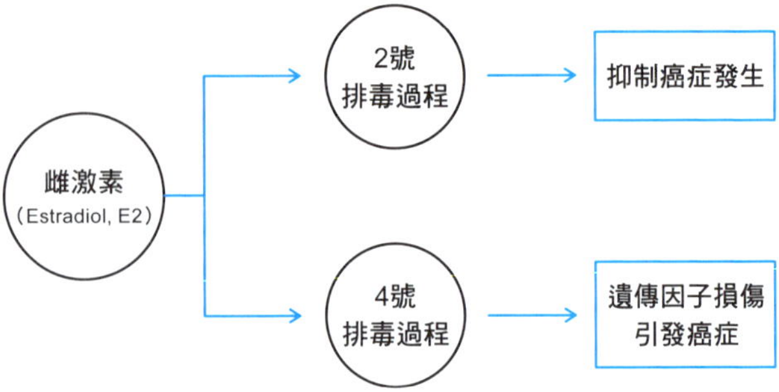

這裡有個十分重要的問題，即「面對該命運的岔路，我們是否有所選擇」。幸運的是，答案是「可以的」。你可以調整排毒方向，以決定前往的命運岔路。

你可能會問是不是得吃藥？其實光是吃前面介紹的「超級綠——十字花科蔬菜」，就足以調整方向了。實際上，多數研究顯示，充分攝取「超級綠」的人得乳癌、卵巢癌的風險相對降低。接下來的排毒實戰指南中會再詳細介紹相關方法，請務必閱讀到最後。

在肝裡改變型態的雌激素會透過小便或大便排出。然而這裡又出現另一個很大的變數，就是腸道的狀態。你的腸道是否正常蠕動、是否有適量的腸內菌，左右了雌激素排出的狀況。我們會在後面更詳細探討，但只要想想便祕嚴重的人，應該可以馬上推敲出問題點。有嚴重便祕的人無法將肝好不容易解毒的雌激素排出體外，使其停留在體內。而若是排便順暢的人，則能順利將雌激素排出體外。實際上也有研究顯示，攝取許多膳食纖維的人，血液中雌激素的等級較低。此外，與我分享心得的人當中，也有許多人同時改善了便祕與生理痛。

如前述，身體即使只是在排出一種荷爾蒙時，也需要肝與腸道的適當配合，才能走完排毒的過程。這應該也越來越讓你了解到排毒過程的重要性了吧。

除此之外還有各式各樣的體內毒素，但我們已探討了兩個最具代表性的例子。然而更驚人的是，身體除了這些體內毒素外，還得處理許多體外毒素。身體需處理的體外毒素有哪些呢？下一章將一一說明。

| 重金屬 |

默默吞噬身體的毒素

首先要探討的體外毒素正是重金屬。講到重金屬，你腦海中會浮現什麼？大部分的人應該都會想到汞吧。各位應該多少曾從 YouTube 或電視上聽過魚肉含汞，所以有健康疑慮的報導。實際上在幫病人做重金屬檢查時，毛髮與血液中最常見的高指數重金屬，也的確是汞。

那你知道哪一種魚類汞汙染最為嚴重？沒錯，是鮪魚。鮪魚是檢測出大量汞的代表性魚類，但其他魚類也有，而且多半是昂貴的魚種，像是「河豚」「鰻魚」等。

食品中汞汙染度與暴露量

大分類	小分類	品項	汙染度 (mg/kg)	暴露量 (μg/kg b.w./day)
魚類	洄游魚類	鮭魚	0.055	0.000
	海洋魚類	鰈魚	0.064	0.001
		白帶魚	0.042	0.001
		鯖魚	0.054	0.005
		秋刀魚	0.062	0.002
		比目魚	0.066	0.002
		鱈魚	0.106	0.001
		凍明太魚	0.034	0.001
		明太魚	0.051	0.001
		鰻鱺	0.156	0.003
		河豚	0.171	0.001
		無備平鮋／許氏平鮋	0.093	0.001
		魠魠魚	0.031	0.000
		鮟鱇	0.06	0.001
		花魚	0.055	0.000
		黃魚	0.056	0.002
		真鯛	0.141	0.001
		魟魚	0.129	0.002
		盲鰻	0.703	0.001
	深海魚類	鯊魚	0.996	0.001

資料來源：韓國食品醫藥品安全處食品重金屬標準規格重新評估報告

上頁表為食品醫藥安全處發表的魚類汞含量，尤其鰻鱺、河豚、真鯛、魟魚等魚類的汞含量較高，而且比起小型魚類，大型魚的汞含量也高。經常吃這類魚的人當中，有許多是因為工作常進出日式料理店的40～50歲男性，透過檢查即可發現，這些人的毛髮與血液中的含汞指數通常比較高。

不過，含汞指數之所以高，除了食物因素外，還有一個重要伏兵，就是汞合金。過去在尚未明確汞合金有害健康的情況下，經常使用於治療齲齒，身體不知不覺間透過填補銀粉（汞齊、汞合金）的牙齒咀嚼食物一點一點地接收微量的汞汙染。

事實上，在國際功能醫學講座或學會上，只要出現「毒素」一類的主題，最一開始出現的其中一個話題一定是「消除汞合金」。但你聽到這裡，應該會覺得「沒人不吃魚，汞齊補牙也不是只有一兩個人有，大家不是都活得好好的，有什麼大不了的。」我曾經也這麼想，但因為一件無法忘懷的汞事件，讓我開始提高警覺。

我在研讀重金屬的時期看了一本，由急診醫學專科醫師翻譯的名為《汞中毒》（*Mercury Poisoning*）的書。在閱讀該書譯者的序言後受到極大的衝擊，我到現在還忘不了。

這位急診科醫師本身也是三名孩子的母親。她的第一胎跟第三胎寶寶都健康長大了，唯獨老二有發展障礙。我可以感受到她作為母親與醫師，深切渴望找到讓孩子好轉的方法。雖然去過許多醫院求診，都得到無可奈何的答覆。即使如此，她也沒有放棄，而是為了幫助老二而持續努力研讀，並進而發現發展障礙的其中一個原因——「汞中毒」。懷孕時若母體暴露在高濃度的汞之下，汞會透過臍帶傳到孩子身上。

為了找到相關線索，她回顧自己的過往才意識到牙齒填補過銀粉，而且有把銀粉換成瓷粉的經驗，但偏偏就是在這個時候懷上第二胎。

在銀粉替換的治療過程中，有相當量的汞以蒸汽型態釋放。她推測應該就是在這個過程中吸收到一部分汞而影響到腹中胎兒。汞特別容易影響神經細胞，而神經細胞不容易再生或恢復，即使排毒也難以回到完全正常的狀態。

這對當時正在計畫結婚與生產的我，無疑是一大衝擊。我接觸到這個故事之後，又深入對汞進行了研究，找到了許多相關研究結果。這些研究大多指出，當孩子被暴露在高濃度的汞之下，罹患自閉、ADHD 的風險會增加。

此外，我還發現，汞的毒性不僅限於孕婦或胎兒，對成人也一樣危險。汞在體內的影響很廣泛且多元，也因此汞中毒的病人容易受不明原因的「怪病」或「疑難雜症」所苦。

汞的毒性為何對整體身體有影響，而非只對特定部分有影響？只要了解汞毒性產生的原理，就可以明白了。汞並非毀壞特定器官，而是妨礙了負責全身抗氧化系統的「硒」。

換句話說，是全身的功能受到影響，而非單一器官。汞毒性中最為人所知的是「神經中毒」。大多認為這是因為神經細胞再生較慢，因此雖然受到相同影響，呈現症狀的速度卻最快。

很恐怖對吧？越研究重金屬，越發現在身體出現症狀前，就應該先執行重金屬排毒。不過在探討重金屬排毒前，還有個重金屬你必須知道，就是砷。雖然砷不像汞一樣知名，卻也很常見。來看一下食品醫藥安全處提供的砷汙染源吧。

食品大分類砷汙染度

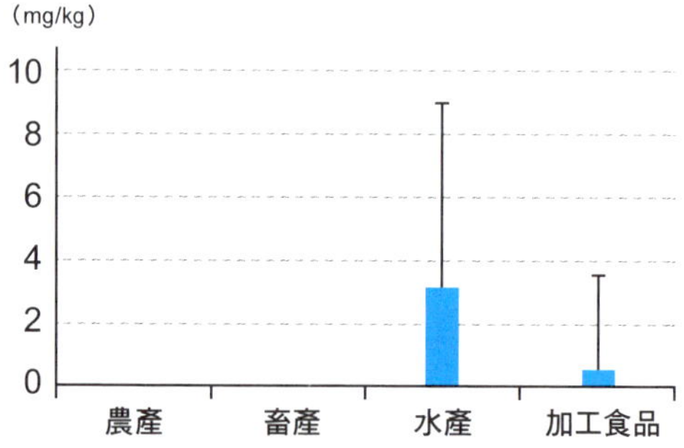

水產詳細分類砷汙染度

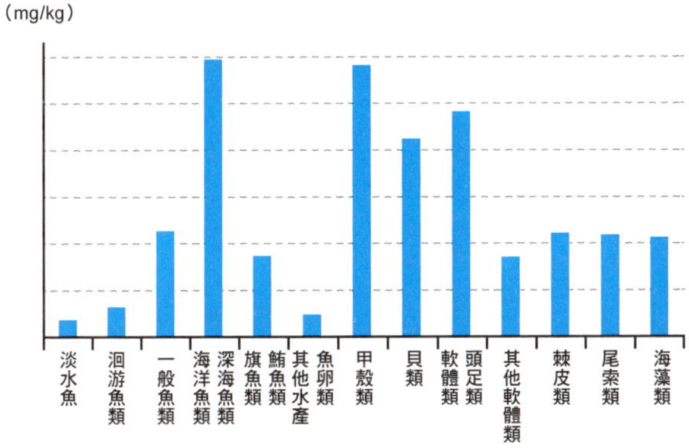

資料來源：韓國食品醫藥品安全處砷風險評估報告（2016）

由圖可知，汙染度最高的食物是海產。其中深海魚類、甲殼類、頭足類、貝類等汙染度偏高，實際臨床上食用螃蟹、龍蝦等甲殼類或貝殼類的病人檢測出的砷指數經常也高。不過砷中也有分不那麼糟、可較快排出的砷（有機砷）與較糟且不太能排出的砷（無機砷）。

前述包含的砷大部分屬有機砷，而有個含大量無機砷的食品請務必注意，即羊栖菜。

海藻類無機砷含量

食品	無機砷含量(mg/kg)				
	研究年度	件數	平均	最低	最高
海苔	2007	29	N.D	N.D	N.D
	2012	53	N.D	N.D	N.D
裙帶菜	2007	30	N.D	N.D	N.D
	2012	60	N.D	N.D	N.D
海帶	2007	29	N.D	N.D	N.D
	2012	45	N.D	N.D	N.D
青海苔	2007	-	-	-	-
	2012	50	N.D	N.D	N.D
海藻	2007	-	-	-	-
	2012	50	N.D	N.D	N.D
羊栖菜	2007	29	3.371	1.463	8.225
	2012	26	2.109	0.258	4.825
馬尾藻	2007	-	-	-	-
	2012	15	5.347	4.614	6.009

資料來源：韓國食品醫藥品安全處食品重金屬標準規格重新評估報告
N.D=Not Detected（未檢測出）

羊栖菜不同於其他海鮮，包含大量危險的無機砷。曾經有段時期流行海草減肥法時，羊栖菜十分搶手，但若從重金屬的層面來看，是絕對不建議食用的。若想在食用前盡量去除重金屬，就必須**將羊栖菜泡水 1 小時，並用滾水燙過 5 分鐘以上再吃**。請務必執行上述烹調方法再食用。

你可能會問，那是不是不要吃海鮮就好了？遺憾的是，地球上並非只有海洋受到重金屬汙染。現實是，土壤若遭水汙染，農產品也會跟著遭到汙染，而吃了農產品長大的畜產自然也會受到汙染。

若觀察人一天砷的暴露量占最大比例的食品，水產品 60% 最高，但剩下的 40%卻是農產品與加工食品等。因此如果不想餓肚子，就只能盡量將進入體內的重金屬好好排出體外。

你知道我們吃的米中也包含相當量的砷嗎？米每公克的砷含量不多，但我們吃的米量大，因此透過米攝取的砷量也占了一定的比重。

針對砷的毒性有各種研究，其中也有研究指出，若孕婦暴露在高濃度的砷之下，會導致孩子的認知能力下降，這也給了我們一種警惕。

成人身上呈現出的砷毒性最著名的也是神經毒性。根據中國 77 個村莊慢性暴露在砷汙染下的人口調查結果，受汙染者普遍都有頭痛、疲勞、暈眩、失眠、作惡夢、四肢感覺異常等症狀。

這裡再重新探討一下之前砷毒性提到的症狀吧。這些症狀的共通點在於「混沌不明」。也因此病人難以徹底找到原因，只能一邊想著「怎麼這麼累」「為什麼睡不好」，一邊放任砷在體內作祟，做著毫無意義的治療。

最近也有研究指出，砷的暴露量若增加，產生認知功能下降與阿茲海默症（失智）的可能性會跟著上升，同時也有研究揭露其與不孕之間的相關性。甚至我們本認為應該只是與膽固醇相關的心血管疾病，其實也受到鉛、鎘、砷等重金屬的影響。更重要的是，這些報告透露的部分結果都不過是冰山一角，我們尚未能掌握的各種毒性存在的可能性實際上非常高。

| 環境荷爾蒙 |

性早熟與乳癌成因

不少父母都有子女過早性發育的困擾。女孩子才上國小一年級，胸部就已經開始發育，到了國小二、三年級開始經歷生理期。父母擔憂「第二性徵太快來的話可能會長不高……」，進而帶子女到醫院診治內分泌失調問題。

韓國媒體以「暴增」來形容「性早熟症」的憂慮。性早熟症是指男童滿 9 歲、女童滿 8 歲前，就產生第二性徵。至於暴增到什麼程度呢？比較韓國 2008 年與 2020 年的性早熟診斷結果，若以女童為標準，足足增加了 16 倍。

2008 年時 1000 名女童中大約有 1 位，到了 2020 年卻足足超過 14 位。什麼樣的疾病才會在 12 年間增加 16 倍？

不過我在閱讀該報導其他結果後，尤其是關於男童的性早熟發病率，讓我震驚到幾乎說不出話來。性早熟中，女童的發病率比男童高，而且女童的性早熟症狀包括胸部發育、生理期等，這些父母比較容易觀察到，因此診斷出來的機率較高。相反的，男童的性早熟相較女童少，但最重要的問題在於第一個症狀為「睪丸體積增加」。家裡有男童的父母不可能每次都測量睪丸的大小，這導致一般狀況下父母難以判斷。也因此，大多數都在性早熟持續發展的情況下，直到長出陰毛、突然長高等情況後才發現。

考慮到男童的性早熟較女童少，診斷較難、偏晚發現，我們再來重新探討一下統計資料。以 2008 年為基礎，10 萬名 0 ～ 9 歲的男童中，被診斷為性早熟的約有 1.2 人，非常低。到了 2020 年的統計結果可說是天差地遠。2020 年 0 ～ 9 歲的男童中，每 10 萬名中有 100 名被診斷為性早熟，足足增了 83 倍。這結果令人大驚失色。

韓國人的遺傳因子在這 12 年間並沒有重大的突變，到底這性早熟的急遽增加從何而來？雖然原因並不明確，大多認為最關鍵原因在於「肥胖」與「環境荷爾蒙」。也就是說，12 年期間性早熟暴增的主因來自孩子暴露在飲食與環境汙染下，並能藉此推敲出性早熟問題中「應去除的刺」，實為飲食與環境。

但家裡有性早熟子女的父母會進行何種治療？他們是否改變了孩子的飲食與環境？遺憾的是，並沒有。這些孩子大部分會前往醫院調整荷爾蒙，被放入可讓大腦作用的特定荷爾蒙，以減緩性早熟。這個方法並非錯誤，也絕非無效。只是如果不把重點放在根本問題，只把精力花在症狀之一的性早熟上，這樣「治標不治本」，才是真正的問題。

屁股已經插著刺，身體的荷爾蒙系統也產生變化，若只注重減緩性早熟，究竟能否抵擋住該刺帶來的負面影響？我在診療室中所見到的，並非如此。證據就來自於多囊性卵巢症候群病人激增。根據 2010 ～ 2019 年間韓國人多囊性卵巢症候群發生率的調查論文顯示：2019 年的多囊性卵巢症候群罹病數是 2010 年的 3.6 倍。

這個趨勢代表什麼呢？多囊性卵巢症候群一開始接觸到的症狀多是「生理週期不規則」。生理期不規則持續時就會前往醫院，這時若超音波或驗血結果顯示卵巢長了數個卵泡，或男性荷爾蒙增加時，就可能會診斷為多囊性卵巢症候群。同時也可能伴隨青春痘、多毛症等各種症狀，但對希望懷孕的人來說，這些都不是最大的問題。因為身體荷爾蒙系統失調而無法正常「排卵」，導致生理期不規則。無法排卵就表示卵子無法完全成熟，也就意味著難以懷孕。

而像這類多囊性卵巢症候群患者正在增加，尤其是 20 幾歲的年輕女性。其中不乏高中二到三年級的學生來醫院告知生理期不規則、長很多痘痘，檢查後發現是多囊性卵巢症候群的，在這些學生中可見一個共通點，即「高環境荷爾蒙數值」。

性早熟暴增、多囊性卵巢症候群增加，以及從這些病人身體檢測出的環境荷爾蒙等，我在診療室一點一點地看到了這些被稱之為環境荷爾蒙的東西對生活造成影響。為此感到毛骨悚然的我，開始搜尋更多有關毒素的資訊。到底環境荷爾蒙是什麼？事實上，環境荷爾蒙的種類與數量超過數十萬種，本書也只能簡單提到其中進行過諸多研究的幾種而已。

最具代表性的有鄰苯二甲酸酯（Phthalate）、對羥基苯甲酸酯（Paraben）、全氟化合物（PFOA、PFOS）、雙酚（Bisphenol）等。光聽名字就覺得頭皮發麻，但重點在於了解這些物質進到身體後擔任的角色。這些物質的結構與荷爾蒙類似，因此會攪亂體內的荷爾蒙系統。實際上，鄰苯二甲酸酯除了與性早熟症、不孕增加等性荷爾蒙有關外，也與成人的肥胖、糖尿病等相關；全氟化合物則有研究指出會提高乳癌的風險。如果你知道這些物質在我們周遭多麼常見，或許又會再度震驚不已。

鄰苯二甲酸酯是將堅硬的塑膠做成柔軟狀的代表性物質，也因此經常用在孩子的玩具或家具上。此外也常見於散發香氣的擴香劑、香水、芳香劑等。

對羥基苯甲酸酯則經常使用在加工食品或化妝品的防腐劑

上。由於其被認為有害，因此有部分化妝品已推出「無對羥基苯甲酸酯」產品，但仍常用於加工食品的防腐劑上。

全氟化合物是使用在不沾鍋上的物質。假如家裡的不沾鍋有痕跡，請不要猶豫立刻丟掉。因為全氟化合物會透過該痕跡流出、進入身體。

雙酚是熱感紙收據上的有害物質。不過除了收據之外，也會用在塑膠容器、奶瓶等上，其中最著名有害的即是雙酚 A（BPA）。受其影響，最近很多產品推出「BPA Free」，並打著「無環境荷爾蒙的商品」名號試圖差異化。這些產品是否安全呢？事實上若觀察可發現，標示「BPA Free」的塑膠產品雖然不放 BPA，卻也大多含有組成稍微不同、實際上性質差不多的雙酚 F（BPF）、雙酚 S（BPS）等物質。

也因此，喜歡香氣與加工食品、外送食物的人如果去檢查環境荷爾蒙，一定會發現指數偏高。此外不知是否受「BPA Free」流行的影響，病人的檢查結果經常測出雙酚 S。

我們在日常中會透過多種途徑接觸到環境荷爾蒙。但只要稍微抱持警戒，就絕對能夠減少使用。為了幫助孩子正常長高、發育，並在未來成為稱職的父母，請務必記住環境荷爾蒙與排毒系統之間的連結。

| 農藥 |

不吃麵粉的另一個理由

重金屬、環境荷爾蒙外，還有一種難以被自然分解、容易殘留，且會透過生態系統的食物鏈濃縮的頑強毒素。我們將這個相較於水，跟「油」更親近的頑強毒素統稱為持久性有機汙染物（Persistent Organic Pollutants，POPs）。最具代表性的就是除草劑跟殺蟲劑，也就是農藥。這類持久性有機汙染物在生態系統頂端的掠食者體內以高濃度存在，並可能引起癌症、畸形、免疫系統失調、中樞神經系統損傷等各種問題。

全球各處使用的除草劑與殺蟲劑非常多，但本章要介紹的是最為著名、常見的其中一種農藥「嘉磷塞」（Glyphosate，產品名眾多如年年春、蘭達、農達等）。

你在吃麵包時，是否會確認它是用國產小麥製成，還是進口小麥製成？韓國的小麥自給率約 1%（台灣的產量更少），也就是說，我們吃的小麥有99%都是進口的。

主要小麥進口國——美國為大量生產小麥，最常用的農藥是「蘭達」(Roundup)，而該農藥的主成分即嘉磷塞。這個農藥除了在種植小麥時使用，在收割前也會為了最後一次激發成長而大量噴灑。如此一來秋收的小麥究竟含有多少嘉磷塞呢？

嘉磷塞容易引起高血壓、慢性腎臟病、神經中毒等各種問題。實際上，也曾有餵食使用大量嘉磷塞的小麥製成的飼料後，產生畸形臉、腳未發育的異常豬案例。更可怕的是，換過飼料後，就再也沒有產出畸形豬了。這些事情並非只發生在豬身上。有報告指出，懷孕時越常暴露在嘉磷塞之下，孩子自閉的可能性越高。此外，最近被診斷有自閉症類群障礙孩子正在增加也並非偶然。不過，製造嘉磷塞的大企業卻貶低了該不良影響研究的信評度，甚至稱它與「鹽」差不多安全。

由於沒有明確的研究結果，說它像鹽一樣安全以使人安心，實際上已偏離事實。研究結果也因與大企業相關的產業利益而變質。而且難道只有嘉磷塞嗎？用各種機制殺死生物的除草劑、殺蟲劑，會在人類的身體內造成何種不良影響，我們仍未能全面知曉。

而**我們能做的，就是在心裡點燃警戒的火種**。將「既然獲得許可，應該安全吧」「別人也都吃，不也活得好好的」轉為

「有這些問題，要小心」，有這樣的警覺心就已足夠。**「小心的認知」是守護身體的唯一道路，還可避免地球被汙染毀滅。**

| 糖毒素 |

失智的原因

富有嚼勁、酥脆油炸的糖醋肉，「外酥內軟」的可頌，酥脆香鹹的炸雞，光是想像就覺得口水直流，對吧？這些也曾經是我很愛的食物。在蛋白質或脂肪內添加糖後經過高溫處理，會產生名叫「糖毒素」的「糖化終產物*」。製作該糖毒素的過程則叫「梅納反應」，應該也有人在追求做出美味食物的過程中聽說該名詞。在高溫下類似油炸般地烤無水氣的肉時產生的酥脆變化，氣炸鍋、烤箱、油炸鍋等伴隨酥脆口感努力製作出來的東西，就是糖毒素。在發現這些食物實際上是威脅自己

註

*Advanced glycated end products，AGEs：蛋白質、脂肪與糖結合後形成的物質。經常在高溫調理食物的過程中產生，並累積在身體的各個部位，引起氧化壓力與發炎。

記憶力的致命糖毒素前，我也非常喜歡製造出這類效果的滋味與口感。

大家知道在電影《復仇者聯盟》中演出索爾的演員克里斯·漢斯沃嗎？正值全盛期的他卻突然傳出要息影。原因是他在拍攝的電視節目所進行的遺傳因子檢測中發現一件奇特的事。人類的遺傳因子共由兩個所組成，一個從母親那邊得來，一個則從父親那邊得來，而他身上卻被發現有名為 APOE4 的特殊遺傳因子。只要有一個這個遺傳因子，就有 3 倍罹患阿茲海默症的風險，若有兩個，則會增加到 12 倍。但克里斯·漢斯沃卻全包了，擁有兩個這種遺傳因子。

為什麼有這個遺傳因子會提高失智風險？原因正是來自糖毒素。糖毒素會在神經細胞中引起發炎，使功能下降，最終導致死亡，而若有名為 APOE4 的遺傳因子，就會產生比他人更多糖毒素，提高失智的風險。

遺憾的是，我也有一個 APOE4 遺傳因子。但光有這麼一個遺傳因子，並沒有對我的行為造成太大影響。只是單純覺得既然失智風險高，那就健康吃、健康生活就好，並繼續時不時地吃我喜愛的甜辣雞塊與鍋包肉。

然而變化其實是從其他地方開始的。自從了解到該遺傳因子的運作方式其實是「糖毒素」，而糖毒素才是失智發病的強力危險因子後，我就變得不同了。每當想到炸雞跟糖醋肉酥脆的口感，我腦子裡就一併浮現自己 60 歲時罹患失智的模樣，甚至覺得美味的糖毒素是不是值得我捨棄一年份的記憶。思考後我才開始意識到，酥脆的食物比起「幸福」，更像是「不幸的種子」。

你說無知便是福？這句話雖然經常聽到，但如果是在不知情的情況下，到自己 60 歲後因持續減退的記憶力而前往醫院，才赫然發現已經得了癡呆呢？想想是不是會後悔 30 幾歲的自己對此毫無所知啊。我真心認為，了解到這些知識是我人生最大的福音。

那麼是不是沒有該遺傳因子的人就沒事了？

如果沒事的話，我們就不會探討這個主題了。事實上，該遺傳因子十分常見。韓國人每十人中就有一人擁有該遺傳因子。重要的是，該遺傳因子並沒有增加，韓國失智病人數卻急遽上升。用數字來說更加衝擊，2006 年一年期間新診斷為失智的病人有 3 萬人，2015 年卻來到了 12 萬人。若觀察累積發病患者數，2006 年失智病人數是 5 萬人，到 2015 年則暴增到 44 萬。

韓國各年度阿茲海默症發生率與罹病率

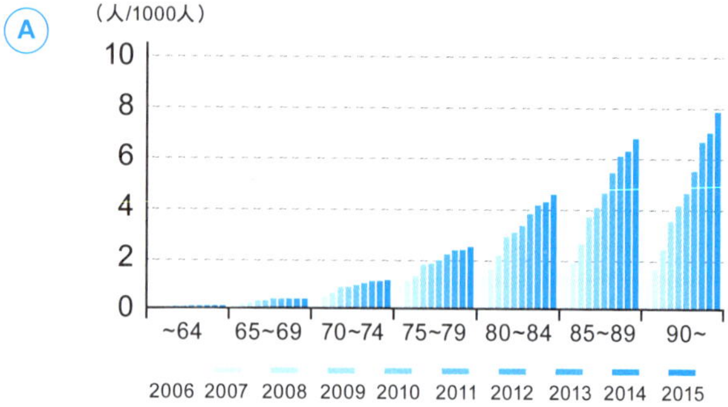

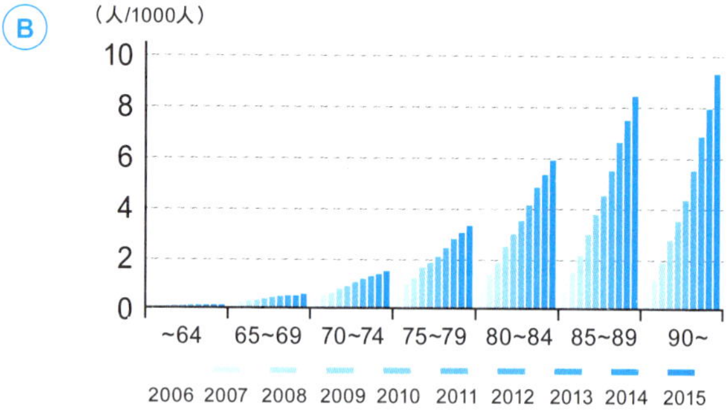

Ⓐ 失智發生率、Ⓑ 失智發病率（2006～2015）

在阿茲海默症，即失智症急遽增加的情況下，我們要了解的並非單純有 APOE4 與否而已。並不是只要有該遺傳因子，就會無條件失智，也不是沒有就一定不會發生。比這更重要的是，你**越暴露在「糖毒素」下，罹患失智的風險越高，而暴露在糖毒素的程度，是我們可自行調節的**。如果在未認知到糖毒素的危險下，整天用氣炸鍋追求酥脆口感，要想將大腦維持在完全健康的狀態會十分困難。

若光靠罹患失智的風險還不足以讓你放棄炸物與烘焙食品，我這裡再多說幾句。糖毒素也是「老化的象徵」。從孩子軟嫩的肌膚到老人皺巴巴、失去彈性的皮膚，這種變化也是因糖毒素而起的蛋白質變性過程。

不只皮膚如此。血管、眼睛、腎臟、心臟等也會改變。如果想加速該過程，除了名為「歲月」的毒素外，只要將充滿糖毒素的食物放進身體裡即可。陸續已有研究指出，糖毒素實際上與糖尿病、心血管疾病、腎臟疾病、癌症、失智、巴金森氏症等幾乎所有慢性疾病有關。

希望現在你已經可以用稍微不同的眼光看待過往總無心吃下的食物。當然，要馬上改變不容易。不過現在察覺到的對各種毒素的警戒心，將可以成為你改變 10 年後、20 年後自我樣貌的轉捩點。

第3章

身體毒素
排出的旅程

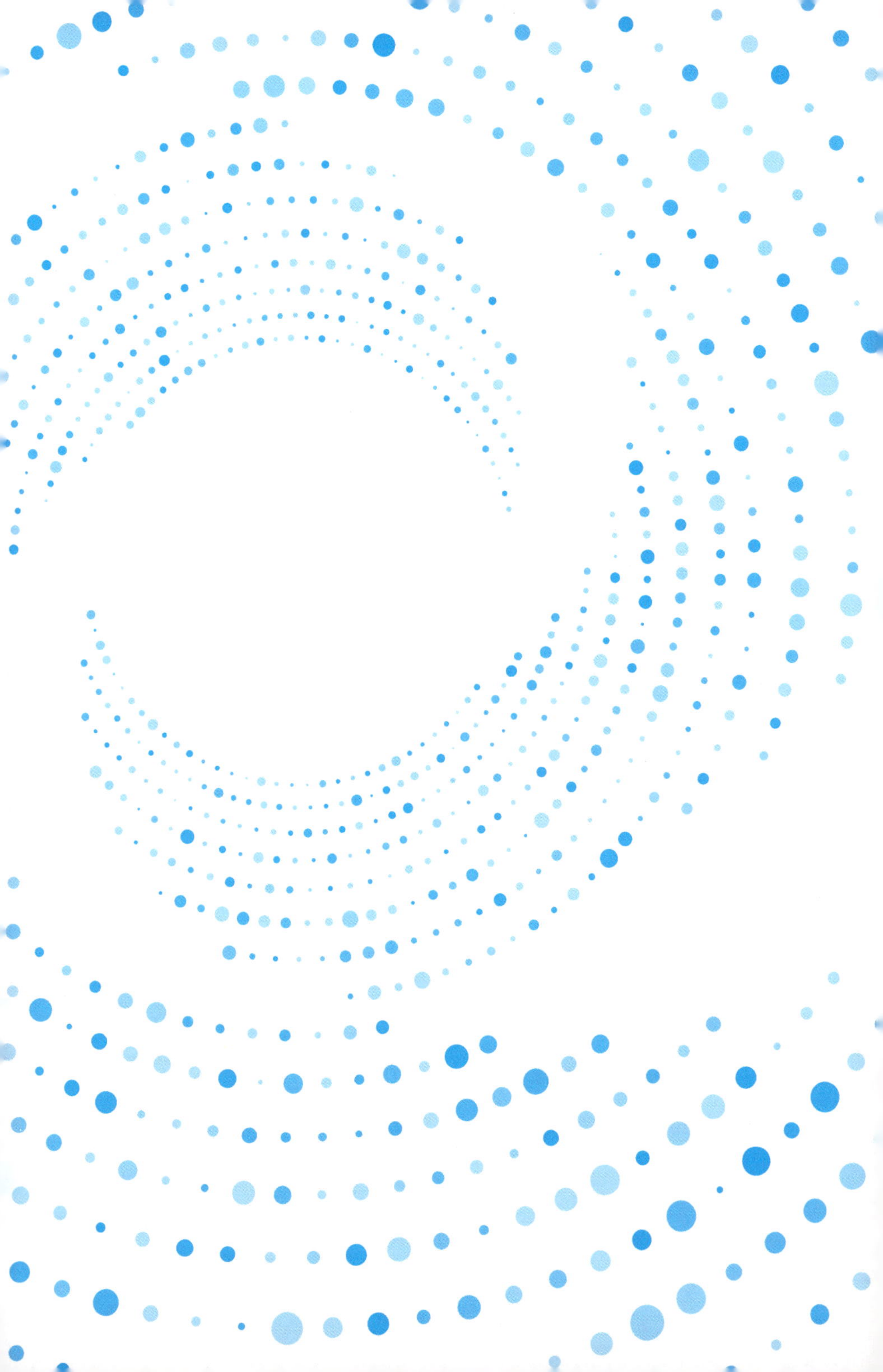

掌握順利排毒的健康主導權

第 2 章探討了許多毒素，多到讓人不禁一嘆「天啊」。不過你不需要被這些毒素所震懾，畢竟我們即使暴露在這麼多毒素之下，依然好好的活著。

但當你稍微安下心來之後，「疲勞」就會緊接而來。你或許會在心裡想「那到底是要我怎樣」。我可以理解，因為我也是如此。不過，我在了解「這件事」之後，對毒素的態度有了 180 度的轉變。我了解到，自己體內有可以處理這些毒素的「排毒系統」。

以前毒素對我來說「是無可奈何的，而且是不可抗力的外部危害」，但在了解身體的排毒系統後，毒素變成了「我必須幫助身體積極排出的東西」。既然有自己做得到的事情，排出毒素的主導權就來到了自己手上。我希望透過《排毒革命》傳達的，即是對排毒系統的理解，以及藉此恢復我們的「健康主導權」。

本章將介紹身體的排毒系統。比起生硬的說明，書中會以毒素在身體的哪些部位被如何處理，以及透過哪裡排出等，像是一趟旅程般地進行闡述。

一起從毒素的視角，來趟排毒系統之旅吧。

毒素排出的流程

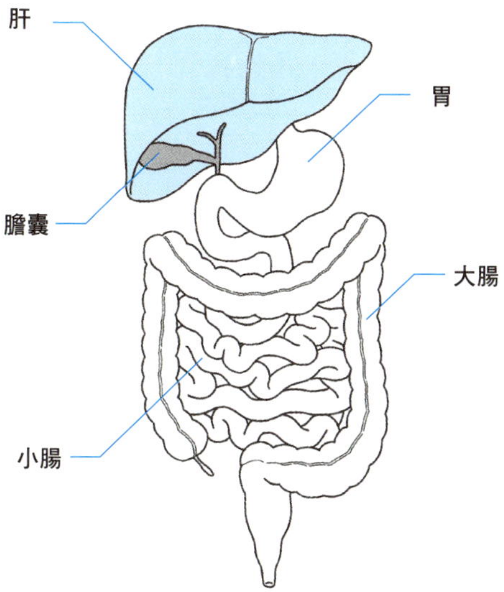

| 肝 |

身體排毒的巨大濾網

說到「排毒」，你會想到哪個器官？大部分人腦子裡應該都會浮現「肝」吧。喝酒者的肝為了排出酒的毒素有多辛苦，應該很多人都已經知道了。不過我們一般所知的排毒大部分僅止於此。

其實我們知道的肝的角色，不過是冰山一角。肝除了酒外，也會幫非常多的物質解毒。

那麼身體中必須排毒的物質還有哪些呢？

大致來說可以分成兩種。即飲食等從外部進入的物質，以及身體內製造出的廢物等。而實際上肝會協助這些物質進行排毒，你也可以從血液透過肝的流動看出一些端倪。

身體的巨大濾網——肝

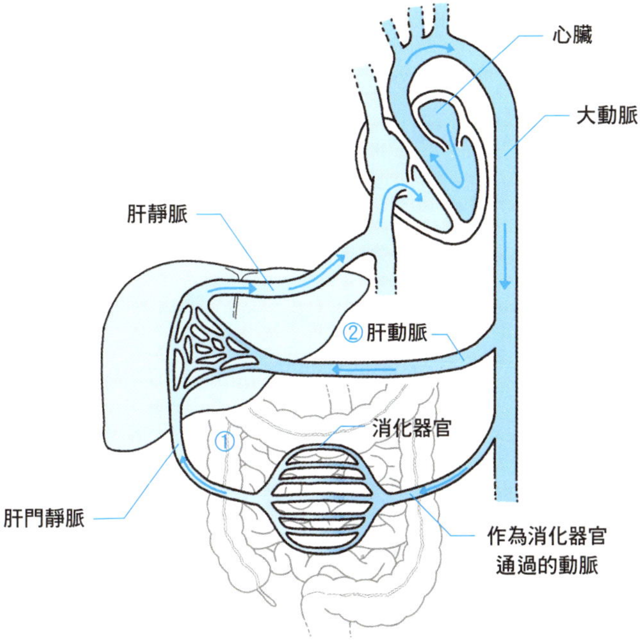

食物等從外部進入的物質最先經過的通道是胃跟腸道。而經過消化過程的這些外部物質會被腸道所吸收。但這些物質是否能直接進到身體裡？你可知道裡面有什麼，就敢直接送到身體裡？在透過身體移動前，這些物質會先送到擔任身體濾網的肝那裡去，因此身體的血液流動會從腸道延伸到肝。在通過肝的濾網系統後，才會移動到心臟，並準備四散到身體。只要觀察前面的圖，就會發現血液的流動為標示①的腸道→肝門靜脈→肝→肝動脈→心臟。

身體會如前述吸收從外進入的養分運作。不過該過程不時會產出「廢物」。此外，細胞在老化的過程中也會產生廢物。若這些物質持續存在於血液中，會發生什麼事呢？血液會成為所謂的廢物團塊。不過這之中有個中間人可以防止該情況發生，即是前面提到的肝。肝負責資源回收身體在各處使用完的廢物，它會將要丟的丟棄處理，並將可重新使用的送回心臟，以利身體運用。我們觀察一下圖中的②標示的肝動脈→肝→肝靜脈→心臟的血液流動吧。你應該可以感受到，肝是多麼重要的中間人了吧？肝不僅是身體巨大的「濾網」，同時也是「化糞池」。

那麼肝是以何種方式執行這些濾網、化糞池的重責大任呢？肝為了執行這些角色有各種系統，但在本章中，我們先再多探討一下肝最基本的排毒系統吧。

首先前面學過的各種毒素大致可以分為親水的水溶性毒素，與親油的脂溶性毒素。那麼親水的水溶性毒素主要會從哪裡排出呢？沒錯，它會透過腎臟從小便排出，或是藉汗水排出。那麼相反的，親油的脂溶性毒素會從哪兒排出？脂溶性毒素是在身體裡移動十分不便的物質，若想從身體的某一部位移到另一部位時，需透過血液進行，但血液大部分由水所組成，因此對親油的脂溶性毒素來說，是非常不適合移動的路徑。那麼進入身體的脂溶性毒素會面臨何種命運？脂溶性毒素只能從兩條路中選其一，讓自己變成盡量帶有「親水」性質的型態排出體外，或是落腳在身體最親近的小窩——脂肪。

肝在這裡的角色更為重要。肝會執行排毒過程，讓脂溶性毒素呈現親水的水溶性性質。透過肝的幫助，稍微呈現出水溶性性質的脂溶性毒素會藉由腎臟透過小便排出，或是與膽汁一起透過腸道排出，而連肝都無法排毒的脂溶性毒素，就會累積在脂肪中。

那麼肝是透過何種方法，將這個難以活動的脂溶性毒素轉為可移動的狀態？該過程是肝的排毒系統中最核心的部分，並由兩個階段所組成。

一起來探討看看吧。

我們重新整理一下肝的排毒系統的目標，即是讓舉步維艱的脂溶性毒素轉為至少可移動的狀態後再排出體外。為達到該過程，必須將脂溶性毒素變形，再讓其呈現出些許水溶性性質。為此，最簡單的方法，是將呈現水溶性的物質黏在脂溶性毒素上。但全身都油膩膩的脂溶性毒素，是否貼得上水溶性物質？當然無法。因此肝會在被油膜包覆的脂溶性毒素上插上棍子。脂溶性物質上插上棍子後，就可以透過棍子貼上呈現水溶性的物質。

肝排毒系統

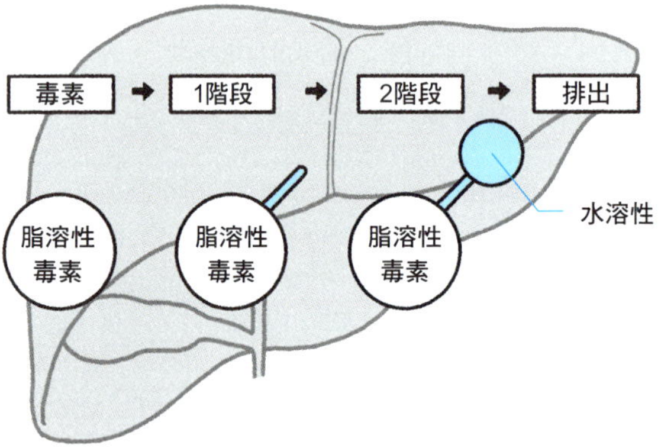

整理之後如下。肝排毒的第 1 階段，是給毒素插上棍子，第 2 階段則是在插上的棍子上貼上水溶性物質，而藉此呈現出部分「水溶性」的毒素，就能透過腎臟從小便排出，或是藉由膽汁前往腸道，再透過大便排出。

不過有一點要謹記，即肝排毒存在著「階段」。

各位應該都聽過「吃這個藥的時候不能喝酒」之類的警語吧。為什麼酒不能跟特定的藥物一起吃呢？

這是因為該藥與酒都會利用到肝的排毒功能。若喝太多，導致肝的排毒能力對酒總動員，肝就沒有餘力幫藥物排毒。這時，有些藥物無法在體內解毒排出，效果就會更強或持續更久。因此即使吃同樣的量，也可能產生更大的效果或副作用。而有些藥則是透過肝的排毒系統展現活性，並發揮藥效，若肝的排毒系統為幫酒排毒而無餘力作用，即使吃了藥也無法活化，導致幾乎沒有效果。

每種藥可能因肝的排毒功能正常運作與否，而呈現極大的效果差異，因此才說在吃藥的時候不要同時喝會消耗很多肝解毒功能的酒。

我們可以用更廣一點的視角來觀察這部分。在肝中，有身體的廢物、水、藥，以及前面提到的各種毒素等著排隊解毒。若你喝很多酒，也不避開前面提到的毒素，讓它們全部進到身體裡，會發生什麼事？你的肝大概怎麼清也清不完，導致 24 小時都在工作，化為苦力現場。這樣下去，等到肝終於無法負荷時會如何？撐不下去的肝細胞會破裂造成發炎，並在最後變為堅硬的疤痕組織。這就是「肝硬化」的開始。

變成疤痕組織的肝，就無法再生回到原來的樣子了。只有僅存的健康肝在撐著。

此外更重要的是，**身體沒有其他部位可以代替肝的功能**。肝一損傷，排毒系統就會崩潰。**你必須拯救肝，才能拯救排毒系統**。在大部分身體變為疤痕組織之前，幫助從不喊苦又默默工作的肝，是我們應盡的義務。

| 膽 |

身體的排毒通道

那麼現在來探討一下，經歷肝排毒過程的毒素會移動到哪裡吧。毒素的排出通道會根據各個特性而有所不同，親水的水溶性毒素會透過汗、小便排出，親油的脂溶性毒素則透過大便排出。

在排毒時「要喝足夠的水」，就是為了讓毒素順利透過小便排出。不過這兩種毒素排出路徑中，有一條比較容易阻塞。即通過「腸道」的路徑。水溶性毒素排出的小便通道，若非腎功能很差或有結石的病人，一般不太會阻塞，但腸道則非如此。從肝前往腸道的通道存在各種變數，其中一個正是將排毒的物質從肝移動至腸道的物質──「膽汁」。

膽汁經過的途徑，即膽管，是物理上連結肝與腸道的通道，在肝歷經排毒過程的脂溶性毒素會透過該路徑與膽汁一起前往腸道。這時你應該會感受到，幾乎被我們忽略的膽汁，其實在排毒系統中扮演十分重要的角色。

事實上，我雖然持續看診、研讀人類身體，卻也沒能在一開始就領悟膽汁的重要性。由於膽汁的相關部分無法用數值檢測，因此在書籍或教科書上也幾乎未能深入探討。不過我在深度觀察一個個的病人後，即使沒有直接數字，也能透過各種直接、間接的臨床症狀，來推測「膽汁分泌」的健全程度，而這對整頓排毒系統非常重要。

若膽汁分泌不健全，主要會發生兩種問題：

- **第一個是油脂等食物分泌與消化不全。**「我只吃鯖魚也會肚子不舒服。Omega-3 也是。」像是這樣只吃 Omega-3 也會肚子不舒服的病人，其實比想像中多，而若膽汁分泌不全，就可能產生這種消化不良的狀況。除此之外，若脂肪無法消化完全，就可能產生大便漂浮油脂的脂肪痢。

- **第二個是脂溶性毒素的排出減少。**在肝生成的膽汁會在膽囊中濃縮，且每當含油脂的食物進入時，膽囊都會收縮並透過膽管傳送到腸道。在這個過程中，需藉腸道排出的脂溶性毒素會與膽汁一起在膽囊內經由膽管移動到腸道。若你膽汁分泌不足，除了無法消化含油脂的食物外，連帶的會使必須丟棄的脂溶性毒素排出路徑也無法好好運作。

膽汁由膽固醇製成，也是膽固醇排出體外的主要通道。因此若你不太能生成膽汁，膽固醇指數會偏高。而這類人只要稍微促進膽汁分泌，膽固醇指數就會下降（當然，膽固醇指數是很複雜的指數，很多時候無法光靠解決膽汁改善）。

此外，膽汁也是含身體女性荷爾蒙的類固醇類荷爾蒙透過腸道排出的路徑。若膽汁分泌不全，這些荷爾蒙排出就會出現狀況，並引起各種問題。前面提過，「乳癌」是女性荷爾蒙雌激素無法正常排出時可能形成的代表性疾病，而實際上，乳癌病人肝中的膽汁產量、大便膽汁量也的確呈現出低落的結果。

除了雌激素之外，還有很多需透過膽汁排出的脂溶性物質。若膽汁無法正常分泌，就會阻礙這些脂溶性毒素的排出。不過遺憾的是，我們並沒有檢測脂溶性毒素排出程度的適當方法，導致診療時也經常忽視這一塊。因此膽汁的部分，自行觀察症狀就變得十分重要。

那麼要注意哪些症狀呢？觀察含「油脂」的食物是否好好消化最為正確。吃豬肩肉沒事，卻在吃五花肉時肚子痛，或在執行低碳高脂飲食時消化不良的人，都屬這類。**如果你在消化脂肪多的食物上有困難，就有必要改善自己的膽汁分泌。**雖然你感受到的是消化不良，但其實身體卻處於無法解毒眾多脂溶性毒素，進而受諸多問題所苦的狀態。

實際上對看似膽汁不足的病人而言，只要促進膽汁分泌、補充膽汁，就可以觀察到顯著的變化。在促進膽汁分泌的期間、排出較多脂溶性毒素的過程中，會有極其疲勞、出疹子、身體不適等症狀。

從許多病人有類似的狀況來看，可以發現膽汁分泌不全的人，身體內會累積脂溶性毒素。執行幾個月的促進膽汁分泌、補充膽汁等治療後，有些人的膽固醇指數會開始回歸正常，不規則的生理期也會獲得改善。當然，幫助膽汁分泌或補充膽汁的治療過程，我也跟病人一樣需要再多累積經驗。但對沒想到膽汁存在的人而言，這可能會是很大的線索。

若你不把身體發生的各個症狀綜合起來一一分析，其實很難認知到膽汁是個重要的問題所在。我也不是透過書或教科書了解膽汁的重要性，而是在實際觀察病人的症狀後才察覺。也因此，若你有前述膽汁分泌減少的症狀（吃含油脂食物產生消化不良或脂肪痢），請務必仔細閱讀本書第 4 章探討的排毒解方的膽汁部分。我會詳細介紹各種方法，相信可協助你解決膽汁問題。接下來就來探討一下，透過膽汁抵達腸道的毒素的命運吧。

| 腸 |

吸收與排出的中心

簡單統整一下目前為止探討過的排毒系統。肝在第 2 階段的排毒過程，毒素會被插上棍子、貼上水溶性物質，變成可以排出身體外的狀態。之後膽汁再帶走這些毒素，在肝中往腸道移動，最終到達可將這些毒素排出體外的腸道。然而這裡卻暗藏新的變數，即常見的「便祕」，也就是腸道的排出通道被堵住的情形。

便祕對排毒系統來說宛如一場災難。每個人或多或少都曾經歷過便祕。那麼受便祕所苦而排出的大便是什麼樣的型態？無水分的大便會凝聚成堅固的團狀，又因為太硬，導致許多有便祕的人在排便時肛門破裂。為何便祕時，大便會變得這麼硬呢？這是因為大便在大腸停留太久，導致水分都被身體吸收了。但真正重要的是，該過程中並非只有水分被重新吸收，而是連我們努力排毒過後送到腸道的毒素也重新被吸收了。

這個令人遺憾的現象會發生，主要是因為身體裡有個負責精打細算的腸肝循環（Enterohepatic circulation）回收系統。讓人訝異的是，人體其實是非常精巧有效率的生命體，而在追求效率的過程中，一定會有回收的物質，即前面提到的膽汁。

以成人為標準，膽汁一天流動約600ml。如果這些全部移動到腸道後透過大便排出，身體就得每天生產大量的膽汁，並為此需要大量的材料與能量，不過我們的身體無法容忍這種沒效率的事情發生。

肝裡透過膽囊分泌的膽汁在分泌前往腸道之後，會用來消化油脂，並在小腸的最後部位被吸收，該過程稱為「腸肝循環」。

只有一小部分未透過腸肝循環再吸收的膽汁會移動到大腸，而再吸收的膽汁高達95%，而且大約只有5%會透過大便排出。

腸肝循環系統的膽汁再利用

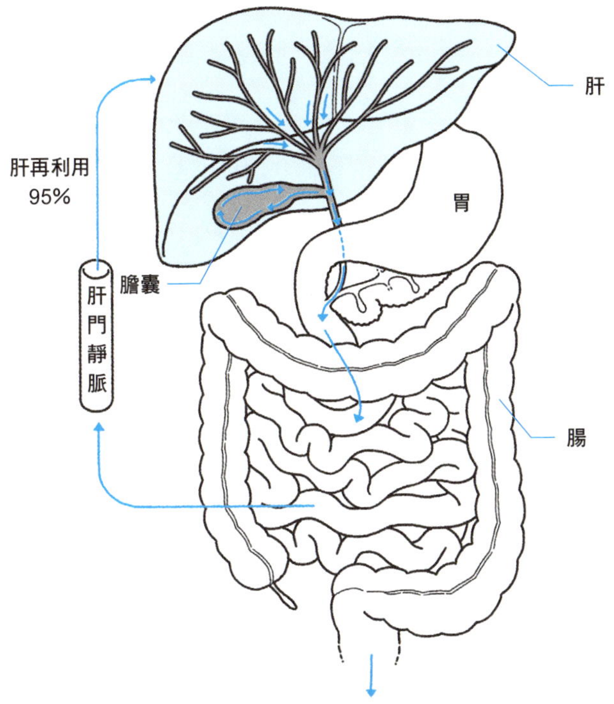

不過，該再吸收系統的問題出在，再利用回來的東西中可能不只有膽汁而已。若腸通道堵住，肝努力排毒送出的毒素會跟膽汁混在一起再回到肝臟。而肝為了排出這些毒素，就必須再跑一次排毒過程。也就是，在有便祕的情況下，毒素會不斷跑「肝→膽汁→腸道→肝」流程，讓肝負擔過多的排毒工作量。

到這裡，各位應該能稍微了解便祕對排毒系統的意義了吧。如果想要確實送走毒素，就應該盡快先從解決便祕開始。

人們為了解決便祕最常嘗試的方法是：①喝足夠的水。②供給膳食纖維。但長久受便祕所擾的人，應該都有嘗試過這些方法卻沒有太大效果的經驗。如果要徹底解決便祕，就必須再稍微詳細探討一下腸道的立場才行。

例如，假設我是公司老闆，而有兩位工作能力差不多的部下，分別是員工 A 跟 B。A 員工作太多，所以壓力大，連好好睡覺的時間都沒有，非常辛苦。相反的，B 員工作量適當，沒什麼壓力，每天能睡上八小時，作息十分規律。這時該把工作託付給哪位員工，事情才會更快速推進呢？答案很明顯，當然是 B 員的作業速度會快上許多。

腸道也一樣。身為公司老闆的我們賦予腸道工作，請它將吃下食物的殘渣與身體使用後丟棄的廢物送出。但每個人的腸道作業效率不盡相同，有些人的腸道像 B 員一樣運作，早上眼睛一睜開，噗的一聲就舒暢排便，輕盈開啟一天序幕。也有些人像 A 員般，要處理的東西太多，導致腸道沒有蠕動的餘力，結果演變成便祕，二到三天排便一次，甚至一週才排一次。這樣的差異究竟從何而來？

我們再回頭看一下部下A、B吧。A與B兩人的能力差不多，工作效率差異卻極大，老闆覺得很奇怪，因此決定打聽一下情況，了解究竟是什麼造成A與B之間的差異。

詳細了解後，才知A跟B分屬不同上司。A的上司身體不好，所以無法處理自己的工作。因此A一直疲於收拾上司無法處理工作而衍生的問題。相反的，B的上司身體健康，也不會把自己的事情交給底下員工去做。既然分工確實，B只要把自己的工作做好即可。結果是因為上司的工作處理差異，才導致A與B工作效率之間的差異化。

這種現象在身體裡也不遑多讓。我們身體是哪裡在擔任腸道上司的角色？就是胃。說**腸道的工作效率是根據胃而定**一點也不誇張。胃是將進入嘴巴裡的食物徹底分解消化的第一站。如果胃沒辦法好好運作，會發生什麼問題？胃無法發揮功能，意味著食物無法順利被分解消化。無法徹底分解的食物會從胃推進到腸道。若胃有好好發揮功能，食物在腸道中會以極好吸收的型態分解傳送，但現在卻只能成塊狀進到腸道中。

這時會產生兩種問題：①必須吸收的營養素無法吸收。②消化不良的食物團塊無法被吸收，進到身體後引起發炎。

這會使腸道吸收的營養素量比平常少，且必須承受進到身體的諸多發炎狀態，使其壓力激增，自然讓腸道蠕動變慢，成為便祕惡化的因素。

因此，對無法靠膳食纖維解決便祕的病人，我一定會從「胃」開始治療。**胃必須徹底消化食物送出，腸道才能好好的工作。**

| 胃 |

排毒的
先決條件

我學習到，胃好好工作的程度會讓腸道的工作效率天差地遠。那麼胃在排毒系統中究竟扮演何種角色？到目前為止已迅速探討了在肝解毒的毒素透過膽汁來到腸道，之後透過腸道排出的排毒系統之旅。這個排毒管道就如同腸道的逃生口。而胃的角色會左右上述腸道的努力結果，因此這部分的重要程度足以標上一百顆星號。請務必記住，「胃若毀了，腸道也會跟著毀掉」。一起來探討胃的重要性吧。

說到胃的角色，你會最先想到什麼？說是「消化」，應該不會有人反對吧。食物從外部進入後，正式開始消化的地方正是胃。但胃在身體裡的角色比起單純的消化，實際上是更複雜、奧妙調節的存在。

舉一下我們在實際生活中經常遇到的狀況當例子好了。

我跟家人一起外食。由於店裡客人不多，所以總覺得食物不夠新鮮，但也沒到不能吃的地步。但沒想到回家後就出問題了。其他家人都沒事，只有爸爸肚子痛到上吐下瀉，一整晚受腹痛折磨。

有些人吃東西容易拉肚子。明明是同樣的食物，有些人會上吐下瀉，有些人則正常無礙，這大概很多人都經歷過。

這差異到底是從何而來？負責消化的胃為了工作需要一種非常強力的工具，即「胃酸」。容易拉肚子與不容易拉肚子的人之間，其中一項最重要的差別就是胃酸。這是因為帶有強酸的胃酸最基本的功用就是協助「殺菌」。

只要不是在無菌室內製作，我們吃的食物勢必包含各種菌。此外，我們的手、嘴巴、口腔內也都存在著細菌，進到胃的食物自然會有細菌了。不過問題出在對身體可能有害、帶病原體的壞菌。這些壞菌大部分非常討厭「酸性環境」。而食物進入的第一道關卡——胃會建立強烈的酸性環境，嚴格調整進入身體的菌。

假設胃的功能下降，導致胃酸分泌減少，會發生什麼事？若胃酸無法適當分泌食物中的菌會存活更多，並移動到腸道，而其中若包含帶病原體的菌，就容易引起前面案例中的上吐下瀉等症狀。若是吃東西後容易拉肚子的人，最好不要只觀察

「腸道」問題，應該連「胃酸不足」也一起重視。

接著來看胃的第二項重要的功用——消化。消化功能對腸道的影響可說極大。而胃在消化中最重要的武器即是胃酸。

從已知的實驗中可以了解胃酸對消化功能造成的影響。該實驗測試了胃的消化能力中，哪一種成分最為重要。研究者在三個試管中各放入一個肉塊，之後在一號試管放胃酸、二號試管放存在胃裡的消化酵素：胃蛋白酶、三號試管放胃酸與胃蛋白酶。直覺上，你可能會覺得有消化酵素胃蛋白酶應該就能消化肉，但只放胃蛋白酶的二號試管卻無法分解完全。必須像三號試管那樣，在胃酸與胃蛋白酶共存下，才能將肉分解到看不見的程度。該實驗呈現的結果十分明確，就是胃的消化酵素必須在胃酸存在時才能徹底發揮作用。

我們還可以從該實驗中獲得另一項啟示。從二號和三號試管的狀態可知，根據胃酸存在的有或無，食物的消化狀態也會不一樣。在胃酸適當分泌下，會像三號試管那樣，不用再進行其他處理，即可將消化的食物傳到腸道。相反的，當胃酸不足時，我們的腸道就會像二號試管，滯留未消化完全的食物團塊。到這裡各位應該都能了解，工作效率截然不同的 A 與 B 員工的上司是何種模樣吧。

也因此，胃的功能，特別是適當的分泌胃酸，在透過腸道送出毒素的排毒素統中，是絕對必要的先決條件。

來看下面的案例，你將更清楚胃的重要性。

惠珍是一名30多歲的女性，平常受嚴重便祕所苦。她的便祕不只是二到三天上一次大號的程度，而是一週只能上一次的嚴重便祕。甚至許多時候幾乎不會有想上廁所的感覺。便祕都這麼嚴重了，自然能做的嘗試也都做過了。她按種類吃了各式膳食纖維，也大量吃了蔬菜沙拉等，卻沒有任何改變。

跟上述案例相同的人很多。便祕如此嚴重，惠珍的排毒系統絕對沒有在正常運作。那麼無法從身體排出的各種毒素勢必會引起問題。若想改善該情況，就必須改善排毒系統、先從解決便祕開始。連膳食纖維都解決不了的便祕，應該跟什麼一起看才正確呢？

是的。應該檢查腸道的上司「胃」的狀態。因此惠珍也在掌握到胃的問題後，開始治療胃酸不足。三個月後，惠珍傳來訊息道謝，表示自己已能一到兩天內上一次大號，也終於確保了排出毒素的通道，而真正的排毒從現在才開始。請務必記住，胃酸可同前述，成為貫通阻塞排毒系統的關鍵。

| 腸內菌 |

與身體溝通的微生物生態系統

接下來要再回到毒素的排毒之旅。毒素在肝經過排毒後，透過膽汁來到腸道。解決了阻塞腸道通道的便祕後，毒素是否已能平安排出體外了？幾乎快了。不過若想讓排毒之旅完整收尾，就必須經過最後階段「腸內菌」。

在這裡要先了解一個叫「微生物組」(Microbiome)的概念。身體裡有各式各樣的微生物，除了腸道外，存活於身體各處的細菌、病毒、黴菌等各式微生物系統皆統稱為微生物組。與我們共存的微生物組的基因資訊是人類基因資訊的150倍，因此你應該可以看出，我們究竟與多少微生物共同生活了。很重要的是，這些菌並不只是存在而已，而是與身體不間斷地進行相互作用。該相互作用所造成的影響比想像中還要巨大且複雜，因此即使有許多研究問世，仍有許多部分尚未被揭露。

微生物組中影響排毒甚鉅的是腸內菌（Gut microbiome）。除了排毒之外，它也在身體許多功能中擔任重要角色。

腸內菌會對排毒系統造成何種影響？我們重新回想一下到目前為止走過的排出毒素之旅吧。

目前的狀態，是透過肝排毒後貼上水溶性物質的毒素與膽汁一起抵達了腸道。這時存在於腸道的腸內菌會初次與這些毒素相遇，而一部分腸內菌擁有十分驚人的酵素。即是能將肝努力排毒後貼上的水溶性物質一口氣拆除的酵素（β-glucuronidase）。

當擁有該酵素的菌增加，會發生什麼事？腸內菌分泌的這些酵素會讓毒素變成排毒前的狀態。回到排毒前的毒素會在腸道中引起問題，或透過前面膽汁資源回收的通道重新回到肝。好不容易解決便祕，連毒素排出的道路都打通了，卻因為腸內菌這個伏兵，導致毒素回到我們的身體裡。

重點在於，並非只有毒素會流經該過程。前面說明過、必須從身體排出的荷爾蒙「女性荷爾蒙（雌激素）」也是暴露在同樣的風險下，腸內菌的驚人酵素連貼在雌激素上的水溶性物質也可以分離。肝好不容易在雌激素上貼上水溶性物質後送到腸道，腸內菌卻把它拆了。失去水溶性物質的雌激素會透過膽汁再利用的通道（腸肝循環）回到肝，其中的一部分則會重新擴散到全身。

這樣會產生什麼結果？這些人創造的雌激素雖然與他人同量，卻會受到超過二到三倍的影響。因此也會提高雌激素指數高時容易產生的疾病發病風險。

雌激素指數提高後，會增加發病風險的代表性疾病正是「乳癌」。最近乳癌相關的研究中與腸內菌的特殊酵素（β-glucuronidase）之間的關聯正備受矚目。像這樣，腸內菌的差異會造成排毒過程產生歧異，甚至影響到各種癌症的生成。

腸內菌對排毒系統造成的影響並非僅止於此。腸內菌生態也牽涉到排毒系統的排出通道——腸道的工作能力，甚至會製造出毒素。若前面的胃是對腸道工作量造成影響的上司，腸內菌則可看成其同事。

腸道的夥伴腸內菌之間會產生一些派系。即好菌派與壞菌派。好菌派是與身體共存、了解共生方法的一夥人。相反的，壞菌派則是在力量均衡完善時不會引起問題，但當均衡快崩壞時隨時想擴張勢力的一群人。只要找到機會，這些傢伙就會可怕地增殖，試圖將好菌趕出去以改變腸道環境。該過程中，腸道可能會產生過多氣體，並引起腸道無法靠自身力量阻擋的各種發炎，變成讓其走投無路的惡劣夥伴。

好菌派的細菌擅長創造減緩發炎的物質，該物質可以降低

腸道菌引起的毒素再吸收過程

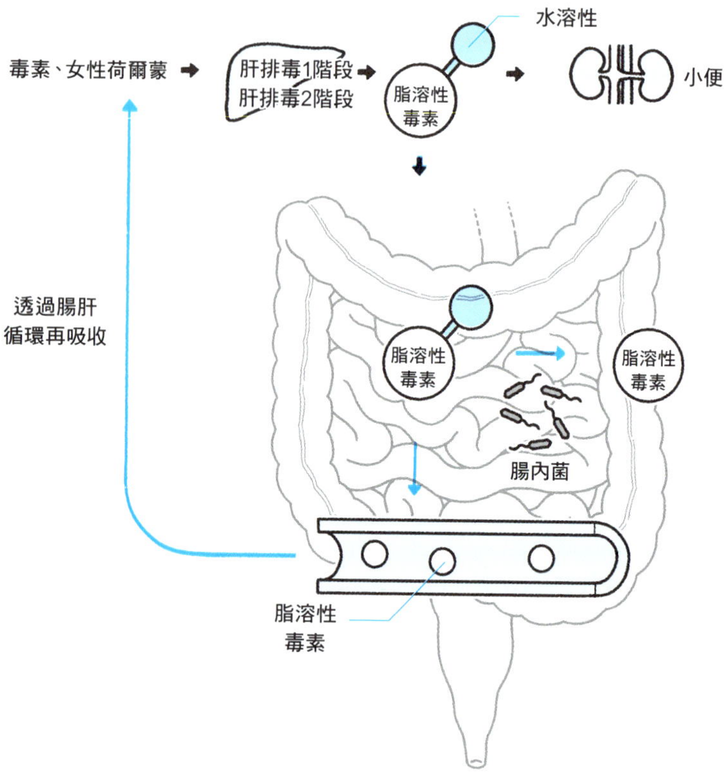

腸道的工作壓力，並減少身體整體的發炎。壞菌派的細菌則會增加腸道內的發炎反應，且壞菌屍體的一部分（LPS *）還會變成毒素產生作用，進而將身體搞得天翻地覆。

腸內菌是決定毒素是否安然排出體外，還是未能完全排出體外，甚至創造新毒素的關鍵。

為了建立完好的排毒系統，必須借助好菌的力量來幫助腸道。幸運的是，維持好菌與壞菌的平衡，是可以靠努力改變的。它們的勢力均衡會根據健康的飲食習慣、規律睡眠與運動等生活習慣而有所不同。**最終改變排毒系統命運的鑰匙，就在我們自己手上。**

到目前為止探討的與腸內菌相互作用終結的毒素，最後會透過大便離開身體。這即是排毒系統大概的過程。

註

*脂多醣（lipopolysaccharides）。主要成分由革蘭氏陰性菌外膜組成，一種會引起強烈免疫反應的毒素。會引發發炎反應，若被釋放到血液中，則會引起敗血症等嚴重的全身發炎反應。

| 細胞 |

所有生命體的生命法則

到目前為止，我們透過毒素的旅程探討了身體的排毒系統。毒素會在肝裡經過排毒過程後，透過膽汁抵達腸道，並與腸內菌相互作用後排出身體外。這從宏觀來看可稱作排毒。

不過為了更理解該宏觀系統的根本，有一件事情務必理解，就是當將身體剖開再剖開，在最小的生命單位下，排毒所代表的意義。

身體最小的生命單位是細胞。在細胞的層次下，排毒代表什麼？為了了解這部分，我們必須先知道細胞是如何運作的。組成身體的所有細胞會根據共同適用的「生命法則」而活。它們藉由「氧氣」與「養分」獲得能量，並排出二氧化碳。這也是為什麼只要缺氧五分鐘，人類就會死亡的原因。為此，細胞有個製造能量的系統，即被稱作「粒線體」的能量工廠。

該能量工廠以氧氣與養分為原料製造能量，再排出二氧化碳。不過最重要的是，該過程不只排出二氧化碳而已。如同我們在日常所見的其他眾多能量工廠，這個工廠也會產生廢物，即活性氧。

遺憾的是，該廢物對細胞來說是個闖禍精。它就像沒辦法乖乖待著的暴走族，只要看到蛋白質或基因就會一拳揍過去。蛋白質損傷後功能下降，受損的基因也會產生突變。而蛋白質功能下降時，也會導致細胞功能受損，基因產生突變後，則可能形成癌症。

從細胞的立場來看，把這個闖禍精廢物哄睡，應該是維持和平生活的必要條件。而前面提到的毒素，正是妨礙細胞，導致產生更多廢物的擾人存在。

我們簡單整理一下，到目前為止在細胞層次下說明的「排毒」與「毒素」吧。

①對細胞來說，所謂的排毒，是將細胞在製造能量時產生的廢物（活性氧）安全處理掉的過程。

②前面提到的各種毒素之所以成為身體毒素，是因為它們會在各種機制下創造更多廢物。

上述兩種即是在細胞層次下所見的排毒與毒素。

幸好細胞為了處理廢物有幾種排毒系統，其中最重要的就是「穀胱甘肽」。穀胱甘肽是細胞排毒的根基，也是之後我們會講到的排毒系統的核心，最好可以先把名字記起來。含有穀胱甘肽的保健食品曾廣受歡迎，而其核心作用即是「處理廢物」。

如果你已了解細胞層次下的排毒，接著就是將排毒系統以宏觀觀點探討的時候了。把細胞擬人化來思考的話應該會更好理解。只有一個細胞的原始時期單細胞生物，就有如一個人站在一望無際的平原上。這個人必須自己處理所有的事情，找吃的東西、料理、清理等，都在他的管轄範圍。雖然每天這樣過活無妨，但就不太能做其他事情。之後多細胞生物開始出現，獨自生活的一人終於有朋友了。

人一個個增加，新的生活方式也跟著出現，也就是合作做自己擅長之事的「分工化」。透過該分工化過程，可做到自己一人時期完全無法想像的事情，而如同該發展最終來到現代社會一樣，細胞的極度分工化也使得其最終從單細胞創造出名為「人類」的高等生物。

排毒系統也一樣。一開始，一個細胞必須自己處理所有廢物。但多虧細胞的分工化，產生了肝、膽汁、腸道，建立起更有效率的排毒系統。我們現在看到的，是名為人類的生物在經年累月後，為了「有效率的廢物處理」而實現的排毒系統。而我們之所以在身體裡裝備這樣美好的系統，目標十分單純，即觀察並照護該系統的功能，再實踐排毒系統的最終任務。

有效的處理廢物，讓蛋白質、基因無損傷的維持健康生活，這才是卓越進化後的排毒系統目的，也是本書希望與各位共同實現的宗旨。現在就開始來探討，幫助達成該目標的排毒五步驟吧。

第4章

拯救身體的排毒5步驟

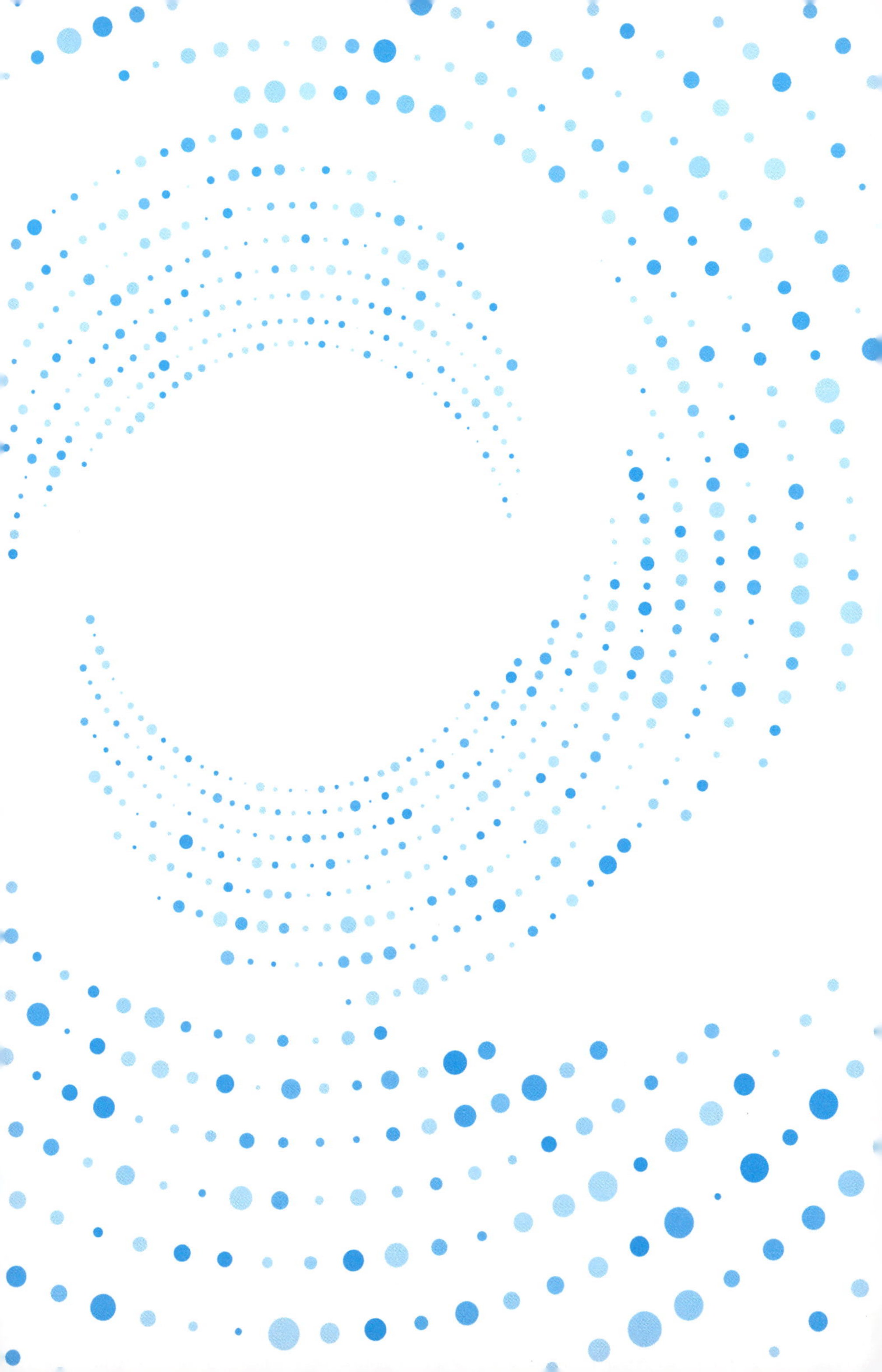

第 1 步

分泌胃酸是
排毒的先決條件

前一章討論了身體的排毒系統，這裡則要來談談幫助排毒系統完善運作的五步驟，亦即由胃、腸、肝、膽汁、細胞排毒共五步驟組成的，促使排毒系統最佳化的排毒解方，並且說明簡單易做的實踐方法。此外，也會以每一步最常見的問題為基礎，梳理概念性與實用性內容。在實踐每一步的同時，可多思考一下過去忽略的身體各部位功能，以期有機會也能幫到它們。

首先要探討的是「胃」。排毒解方的第 1 步——胃的重要性，即使再強調個一百次也不為過。請各位千萬不要覺得「我消化還算好啊！」就跳過這個章節。

各位應該還記得，我曾提到在排毒系統中，胃是腸道的上司。而決定排毒系統的終點站——腸道工作效率的胃，即是排毒解方眾所矚目的第 1 步。一旦你的胃有問題，就沒辦法進到下一步，所以必須先從胃開始管理起。

胃最重要的功能就是「胃酸」，在第 1 步我們要做的，就是幫助胃好好的製造胃酸，讓它保持適當的「酸性環境」。

原理很簡單：①製造胃酸的是胃的細胞。因此胃的細胞不能受傷，若有受損，就必須盡快使其復原。②復原之後，到它可以自行分泌足夠胃酸為止或在那之後，需建構適當的「酸性」環境。

胃為何會受傷？

照過胃鏡的人當中，最常見的問題是「慢性胃炎」。胃炎就是胃裡有發炎現象，發炎受傷的細胞除了影響胃酸分泌之外，連保護胃細胞的黏液分泌功能也會跟著下降。當胃酸分泌減少，殺菌、消化功能也會下滑。此外，黏液分泌功能下降後，胃細胞就更容易暴露在各種食物與胃酸之下，這樣胃細胞發炎的可能性就更高了。胃功能會與發炎一起掉入惡性循環中。

引起胃發炎最具代表性的食物即是酒與辣又刺激的食物。對喜歡辛辣、刺激食物的人來說，胃炎的發病率高絕非偶然。

同時，除了食物之外，還有個對胃健康影響甚鉅的因素，正是幽門螺旋桿菌感染。幽門螺旋桿菌是慢性萎縮性胃炎、胃癌等的強力誘發因子，常吃辛辣食物的韓國人的幽門螺旋桿菌感染率高達 50 ～ 60％（台灣成年人盛行率已降低至 20 ～ 25％）。根據現今的國際方針，即使感染幽門螺旋桿菌，也並非一定得除菌治療。但最近研究主張，為了預防胃癌，應積極執行除菌治療。

以我個人的經驗來看，若發現幽門螺旋桿菌，最後還是得進行除菌治療。幽門螺旋桿菌除了持續在胃中引起發炎，還會降低胃酸的功能，若胃酸角色持續受到妨礙，最終會影響到腸道。我在實際為病人看診時，若不治療幽門螺旋桿菌，而先治療腸道，則腸道問題復發的情況很常見。所以，覺得自己有腸道相關症狀或排毒系統有問題的人，若發現有幽門螺旋桿菌，建議接受治療。

胃酸不足會出現哪些症狀？

「胃酸不足」是一種特定的症狀，很難一下子就察覺到。不過幸好，只要稍微關心一下，就可以發現身體各處傳來的「胃酸不足」訊號。現在就來仔細地觀察一下吧。

當胃酸不足時，會產生什麼問題？胃酸的角色是「殺菌與消化」。前一章談到，假如「殺菌」不正常，即使不同人吃同樣的食物，其中一人也可能較容易拉肚子。那麼如果是「消化」不正常時，又會發生什麼事？

前面說過，無法好好消化的胃，就像靠不住的上司般，總把自己的工作丟給部下去做，讓腸道十分辛苦。如此，當食物無法徹底消化，①你就無法完整吸收吃下食物的營養，②無法良好消化的食物團塊就會在身體引起發炎。也就是說，當胃酸不足時，即使吃同樣的食物，也會因為無法徹底吸收而引起發炎。

胃酸不足時，有些營養素也會跟著不足，即蛋白質與礦物質。首先，從蛋白質不足的症狀開始看起。我們在第 3 章 119 頁介紹的實驗已經確認到，當胃酸不足時，即使有消化酵素，也無法完全分解肉塊。如果缺少胃酸，蛋白質就無法徹底分解，自然也就無法吸收。然而，蛋白質是身體許多地方必備的養分。除了製造肌肉之外，也是負責身體功能的酵素、製造受體等眾多功效的材料。蛋白質在身體裡絕不可或缺，因此當透過食物吸收的蛋白質不足時，身體就必須從最好欺負、對生命較不重要的地方減少蛋白質的供給，而最具代表性的就是手腳的指甲和頭髮了。因此**若是手腳指甲龜裂、頭髮變細或掉髮，**

就可推測長久以來胃酸分泌下降，導致蛋白質供給不足。我們一向視為老化症狀的肌少症，也是一種上年紀後胃酸減少導致的症狀之一。

再來，觀察一下礦物質不足的症狀吧。鋅（Zn2+）、硒（Se2+）、鐵（Fe2+）等身體必需的礦物質呈現正電荷，當存在於一般食物中時，會與其他負電荷物質結合。不過在由強烈胃酸組成的酸性環境中，這些礦物質會避開與呈現負電荷物質的結合，這時才成為身體可吸收的陽離子型態。不過，若胃酸不足，就無法避免與呈現負離子物質之間的結合，這時，許多礦物質會無法被身體吸收而被排出體外。這就是為什麼許多人會缺乏礦物質的原因。

我從超過十年貧血未好轉的女性病人身上發現胃酸不足的症狀。該病人不管怎麼補鐵，貧血都沒有好轉，她一邊想著「大概一輩子都不會好了吧」，一邊放棄治療。當然，她也一併進行了其他治療，經檢測發現疑似胃酸不足，因此我幫她補充胃酸，結果超過十年好不了的貧血，短短三個月就治癒了。

病人看了檢查報告震驚不已的神情，我到現在還歷歷在目。看到這種案例，就會察覺到胃酸對礦物質吸收有多重要。

不管再怎麼補鐵，貧血都好不了的人；不管怎麼補鈣，骨質疏鬆也無法好轉的人，請務必確認胃酸是否不足。

此外，有個症狀你一定不能忽略，即「脹氣」。這跟經常放屁有些不同。有脹氣過的人聽到應該會立刻明白是什麼感覺。當你吃完飯後，約過半小時到一小時，肚子中央附近會充滿氣體，感覺肚子整個鼓鼓的。打嗝打不出來，放屁也放不出來，只覺得肚子充滿空氣超脹。這種**脹氣狀況正是疑似胃酸不足的代表性症狀**。

你可能會好奇脹氣與胃酸不足有什麼關係。這裡暗藏了人體驚人的奧祕。我們在前面探討了胃酸的兩種角色殺菌與消化，不過胃酸除了會對胃造成影響之外，對接著延續消化的小腸也會造成極大影響。當胃酸不足時，胃裡的食物無法充分分解或消化，部分菌就會以未經殺菌的狀態移動到小腸。

原本小腸是透過前段十二指腸附近的各種消化酵素進行額外消化與吸收的地方，因此幾乎不會有細菌存在。但胃酸不足會讓這類小腸的狀況變得亂七八糟。沒有消化完全的食物會在肚子裡跟菌混在一起排山倒海而來。菌討厭的「酸性」環境會被消化酵素中和、提供養分，而這裡存活下來的菌就會隨己意代謝食物、增殖，且該過程中會產生大量的氣體。這就是吃飽飯後半小時到一小時，食物開始抵達小腸時肚子會脹氣的原因。這在醫學上叫小腸菌叢過度增生，簡稱 SIBO（Small intestinal bacterial overgrowth）。

這些症狀在沒有解決「胃酸不足」的狀況下難以好轉，因此更顯得格外重要。不管你吃再多保健食品，每頓飯吃多少肉，若沒辦法好好吸收，身體就一定會出現問題。因此若有胃酸不足的症狀，請務必記得先讓胃的狀況好轉。胃要好，才能進到建構排毒系統的第 2 步。

你可以按下表確認疑似胃酸不足的症狀，若打勾的地方很多，請一定要實踐下述的改善方法。

胃酸不足症狀確認清單

急性症狀	確認
消化不良	
脹氣	
經常腹瀉	
便祕嚴重	
胃酸逆流	
腹痛	

慢性症狀	確認
手腳指甲龜裂	
掉髮	
頭髮變細	
疲勞感揮之不去	
經常頭痛	
手腳尾端發麻或感覺遲鈍	

應該是因為胃酸太多才腹痛的吧？

這是在我提出胃酸不足後，其中一個最常被問到的問題。雖然胃有強酸，但我們的胃壁與黏膜很堅固，所以不太會感受到胃酸的存在。而有兩種最具代表性的情況，會讓你感受到這種胃酸的存在。第一是胃酸倒流，導致胃酸接觸到食道黏膜時（胃食道逆流）；第二則是胃的黏膜損傷時（胃糜爛、胃潰瘍）。

兩種情況在治療時最常處方的藥即是「胃藥」。減少胃酸後，即使胃食道逆流也不會太過刺激，胃黏膜即便受損，胃細胞受酸的影響也不會太嚴重，因此症狀會好轉。

如此看來，若有胃食道逆流或腹痛，的確可能會覺得是因為胃酸太多而導致該問題產生，而持續服用減少胃酸的藥物。

不過這裡真正的重點是，這些問題比起「胃酸分泌過多」，大多是因為其他問題，即胃酸存在於原本應在之處以外的地方才導致的。胃食道逆流是因為胃酸倒流，接觸到「食道」才產生；腹痛則是因為原本應該要在黏膜上的胃酸，因胃黏膜損傷或不存在，導致「直接接觸胃壁」才產生。

胃食道逆流是因為胃的食物逆流到食道而產生，為了治療就必須掌握引起逆流的原因，其中影響甚劇的，就是飯後馬上身體癱懶在沙發上或是躺下，以及暴飲暴食等習慣。食道與胃之間有個防止倒流的括約肌，當你太常喝酒、咖啡等，就可能讓該肌肉鬆弛。但若要改善這部分，就需要改變生活中的許多事物，所以就先選擇減少胃酸，讓自己即使食道逆流，也不會太過疼痛。

若像胃潰瘍這樣，組織大量潰爛時，食用胃藥讓該部分的傷口再生後再找出原因，是正確的。但若是不嚴重的腹痛、胃糜爛、胃炎等，就要找出是什麼樣的環境讓胃細胞受到損傷。請先確認是否經常吃刺激性或易損傷胃的食物，像是滾燙或刺激性食物、酒等。切勿不加思考地光是服藥壓制，請務必找出原因。

即使消化良好，也有可能胃酸不足嗎？

這也是我經常被問的問題。每當我提到胃酸不足就不以為然的人，皆屬此類。也就是「消化良好的人」「時不時就肚子痛的人」。來看看以下案例。

30幾歲的女性智妍平常消化良好。因此在20幾歲時，吃完飯沒多久就會覺得肚子餓。但在進入30歲中旬後開始產生持續搔癢、鼻炎等過敏症狀，因此前往醫院看診。她對自己的消化能力很有自信，所以對於消化器官問題引發疹子等說法感到不以為然，於是為了找出原因而做了各式各樣的檢查。

結果，如我所預料的，她的胃酸分泌指標非常低，而且已產生經常伴隨胃酸分泌減少引發的食物過敏反應。

活到現在都覺得自己沒消化問題的智妍看起來十分慌張，她問我：「我覺得自己消化很好耶，為什麼檢查結果是這樣？」

消化分成物理性消化與化學性消化。像智妍這樣隨時都覺得肚子餓，意即食物從胃「移動」到腸道的過程十分順利的人，就是物理性消化良好的人。那麼物理性消化不良的代表性症狀有哪些呢？就是經常積食。這類物理性消化中，自律神經系統的角色十分重要。受到極大壓力而產生急性消化不良、因為敏感總無法好好消化等，都與物理性消化有關。

相反的，化學性消化與實際上消化了多少食物有關。它影響到胃酸、消化酵素、膽汁等分泌多寡、食物分解與吸收狀態。並非物理性消化良好，就代表化學性消化正常，這就是為什麼會像智妍這樣，覺得自己消化良好，實際上化學性消化卻沒有好好運作的原因。

因此，即使物理性消化良好，因而對自己平常的消化功能有自信的人，也別忘了確認上述的「胃酸不足」症狀等各種發炎有無，了解化學性消化是否正常。

胃酸不足時如何解決？

胃酸如其名，成分為「酸性」，因此當胃酸不足時，補充酸性成分將有所助益。最簡單的方法就是在吃飯前後飲用蘋果醋。**將蘋果醋一大匙（約 15ml）用水 100ml ～ 120ml 稀釋，就有助於維持胃的酸性環境。**

建議可將該方法告訴父母、長輩。由於年齡越長，越有胃酸分泌減少的傾向，透過飲用蘋果醋可以幫助長者好好的消化肉類或魚類。經此蛋白質、礦物質吸收變好，長期來看有防止肌肉、骨質流失的效果。

只不過，有一件事情需要注意。蘋果醋帶有酸性，所以若不稀釋就飲用，可能會損害食道黏膜或牙齒琺瑯質。喝蘋果醋時，最好稀釋到不會對喉嚨或食道太過刺激，而且建議盡量使用吸管，以防止牙齒受損。

我喝蘋果醋會胃痛，這樣也可以喝嗎？

蘋果醋的酸度較胃酸弱。當你連喝蘋果醋都會胃痛，就代表你的胃細胞已受損。這類人與罹患胃食道逆流不同，問題並不是胃酸逆流，而是胃黏膜無法發揮功能，進而讓胃細胞暴露在胃酸之下，而造成損傷。對這些人來說，了解胃之所以變成如此的原因就很重要了，也就是說，需要掌握使他們的胃損傷的飲食習慣。

第一個解決方法是，先確認自己飲食中的問題食物，再減少該食物的攝取。除了前面提到的酒與辛辣刺激性食物外，最好也觀察一下是否有吃了之後胃痛變嚴重的食物。若是沒有吃這類食物也覺得胃不舒服，就要確認是否有在吃止痛藥或類固醇藥劑。

類固醇與非類固醇的止痛藥都是減少發炎的藥物，也經常使用在各種疾病上。然而，這些藥有著致命的副作用。即減少胃黏膜的產生，且服用越久越明顯。因此最好不要長久吃這些藥物，若不得已必須長期使用時，就必須保護胃黏膜才行。

各位是否已掌握食物、藥物損害胃壁細胞的原因了呢？若能避開這些要素，就可跳過恢復胃黏膜的階段了。

山藥是保護胃黏膜中極佳的代表性食物之一。所以當你在第一餐，也就是胃細胞活動最不活躍時吃山藥，會很有幫助。只吃山藥當然很好，但如果你想吃得更美味一點，我推薦將香蕉與山藥一起打成汁的「山藥蕉果汁」。之所以選擇香蕉，是因為當胃受損時，一點酸都可能造成胃痛，因此酸度低的水果比較適合。

許多人會加入牛奶一起攪打山藥和香蕉，但是在胃不好的時候，牛奶就不是好的食物，因為其中含有當消化不良時無法正常分解、容易在腸道裡引起發炎的代表性物質——蛋白質。

最後，建議加一點橄欖油。由動物實驗結果顯示，橄欖油的抗氧成分多酚可阻止活性氧造成的細胞損傷，有助於減緩發炎並保護胃，因此可帶來幫助。山藥香蕉汁配方是以代替一餐的一人份製成，建議可當早餐食用。

山藥香蕉汁配方

山藥	200g
香蕉	1根（約120g）
橄欖油	1茶匙（5ml）
水	30ml

胃發炎絕對不能長久不管，必須盡快改善。在不需要使用胃藥下，才能補足胃酸，也才能進到身體排毒的下一步。

第 2 步

腸道蠕動與腸內菌叢平衡是排泄的核心

胃正常後，接下來就輪到腸道了。若腸道沒辦法正常蠕動，肝再怎麼排毒後將營養送過來，毒素也只會阻塞不前，無法排出。再加上，若腸內菌不健康，會使壞菌增加，使貼在毒素上的水溶性物質脫落，讓毒素又重新被吸收到肝臟，使得肝又得重新排毒，加重負荷。

為了將排毒系統最佳化，「腸道」需要的是健全的蠕動，以及健康的腸內菌。為了完善這兩項，一起來看看我們需要哪些東西吧。

腸道蠕動若要正常運作，什麼最重要？

再強調一次，若要讓腸道蠕動正常運作，第 1 步就是改善胃的狀況。

只有第 1 步順利進行，才能進到第 2 步，防止腸道發炎，而引起腸道發炎的物質，最具代表性的即是食物中毒的原因——細菌與病毒。眾所皆知，感染諾羅病毒時會產生嚴重的腹瀉。除了細菌或病毒之外，各種食物都可能在腸道引起發炎，當腸道發炎時，腸道蠕動會變得比平常快或慢。

引起腸道發炎的食物大致可分為三種：

第一種是未消化完全的食物。以麵粉、乳製品等最具代表性。麵粉與乳製品所含的蛋白質（麩質與酪蛋白）是屬於消化酵素特別難分解的胺基酸*結構，也因此經常無法被消化酵素徹底分解。

沒有分解完成而整塊掉進腸道的蛋白質會順著亂七八糟腸壁的縫隙進入身體內部。對身體而言，透過腸壁縫隙進入的蛋

註

*amino acid：組成蛋白質的基本單位。20種胺基酸以各種組合結合，並形成蛋白質。是身體成長、復原、產生能量的必需營養素。

白質團塊是不明物質。身體會認定該外部物質的存在為入侵，因此出動抗體與免疫細胞清除，進而引起發炎反應。若腸道將心力都放在清除外部物質的發炎反應，負責腸道蠕動的功能就只能變得低下，使腸道蠕動產生問題。

在這裡我想提個重要的概念。平常我們的腸壁會建構堅固的層層防線。不過當這道防線因某種原因倒塌時，腸道內的物質就會順著該倒塌腸壁的縫隙進到身體裡面，就叫作腸漏症。身體為了清除進入的物質，會產生激烈的發炎反應，也因此，通常腸漏症會伴隨發炎，最終給腸道的蠕動帶來影響。

第二種是糖毒素多的食物。加工食品、炸物、烘焙類等最具代表性。這些食物含有大量的糖毒素，而糖毒素也會引起腸漏症。順著腸漏縫隙進入身體的糖毒素除了腸道之外，也會在身體各處引起發炎。

第三種則是改變腸道菌並產生發炎的食物。糖與精製碳水化合物即為代表。幫助腸道蠕動的好菌會吃膳食纖維長大，而讓腸道增加發炎的壞菌則是吃糖分長大。壞菌會透過有漏洞的腸道在各處引起發炎，讓腸道的蠕動過慢或過快。

因此，我會跟有腸道發炎的人說，先減少攝取麵粉、乳製品、糖、加工食品、炸物等五種食物。雖然很難，但只要遵守一兩個月，就可以感覺到身體狀況大大不同。

什麼可以幫助消除便祕？

很多人會問什麼可以幫助消除便祕。我們最常聽到的便祕改善方法是「供給膳食纖維」。不過若只靠膳食纖維就能治療，應該就不會有那麼多人受便祕所苦了。只靠供給膳食纖維卻看不到效果，是因為為了要解決便祕，就必須先做到前面提到的兩項才行。

第一，必須改善胃的功能；第二，必須減少妨礙腸道蠕動的發炎症狀。如果能先做到這兩點，膳食纖維就能給便祕帶來極大的幫助。

來看一下膳食纖維為便祕帶來幫助的原理吧。大便是由什麼組成的？什麼占了大便最大比例？聽到這個問題，許多人會回答「食物殘渣」。不過，只要你觀察大便的組成，就會發現有趣之處。把占最大比例的水分排除在外後，接下來占最大部分的就是腸內菌，接著才是食物殘渣。這可以讓你了解到，當你要增加大便體積以改善便祕時，被視為重要部分的標準。也就是，為了增加大便體積，我們需要①水、②足夠的腸內菌、③未消化的食物成分。

事實上，脫水是慢性便祕常見的原因之一。當身體水分不足時，身體就連一滴從體內排出的水分都會重新吸收，若大便不含適量水分而變硬，腸道就會很難將大便順利排出。

而可以一併解決②跟③的方法就是膳食纖維。膳食纖維大致上可以分成兩種角色，第一種是成為腸內菌，特別是好菌的糧食。這類膳食纖維大部分屬於會溶解在水中的「水溶性」膳食纖維。水溶性膳食纖維會成為好菌的食物，提升好菌，並增加組成大便的腸內菌體積。此外，好菌分解膳食纖維後產生的短鏈脂肪酸（Short chain fatty acids，SCFAs）在身體裡擔任各種正面的角色，最近亦有研究指出這也會影響腸道蠕動。

水溶性膳食纖維會增加好菌、大便的體積，好菌產生的物質也可為腸道蠕動帶來正面影響。經常用來治療便祕的洋車前子*是成為好菌食物的代表性水溶性膳食纖維。大豆、蘋果、紅蘿蔔等也都是含有水溶性膳食纖維的代表性食物。

膳食纖維的第二個角色，就是成為消化的食物殘渣，以增加大便的體積。無法溶於水也無法消化的膳食纖維，被稱為「不溶性」膳食纖維。無法消化的膳食纖維作為大便有引水的效果，因此可增加大便體積，讓它變得較為柔軟。而該膳食纖

註

*psyllium husk：用車前子（洋車前子）的皮增加大便量，是一種治療便祕的膳食纖維。

維在排毒系統中還擔任另一個非常重要的角色，即是排出毒素。膳食纖維是可幫助毒素不被身體重新吸收到肝，並透過大便順利排出的重要角色。很多綠葉蔬菜都含有不溶性膳食纖維，這也是我強調攝取綠葉蔬菜重要性的原因。

大致上來說，為了改善便祕，就需要改善胃的功能，並在減少腸道發炎後，充分攝取水分，並平均攝取水溶性、不溶性膳食纖維。

只要吃蔬菜就會脹氣，這是為什麼？

很多人覺得「蔬菜」有助於克服便祕、培養健康腸道，因此努力吃很多，卻反而脹氣、產生便祕。其中也有許多人因此感到挫折，認為「我跟蔬菜不合吧」，就此與蔬菜越離越遠。

然而，越是這類人，就越不能在這裡感到挫折。這些症狀都是「腸道」傳遞給你的緊急訊號。這類症狀通常會發生在急遽改變飲食的人身上，尤其以平常主要吃麵包之類的碳水化合物、對蔬菜不屑一顧，卻因為便祕無法忍受，而突然開始在每餐吃起沙拉的人最常見。

如果你每天只吃麵包之類的碳水化合物，腸道內食用這類食物的菌會四處猖獗，吃蔬菜的菌則會幾乎滅絕。若這類人突然開始吃起蔬菜，會發生什麼事？在沒有可適當消化蔬菜的腸內菌的狀態下，急遽增加蔬菜量的話，無法好好消化的蔬菜會經歷發酵等過程，進而產生氣體。無法徹底消化的代謝物與氣體會讓肚子很不舒服，也容易引起腸道發炎。如此腸道蠕動受發炎影響，便祕或腹瀉反而更嚴重。因此，歷經這類症狀的人，也意味著腸內菌的確產生了變化。

而緩解這些症狀的飲食叫作低腹敏飲食（Low-FODMAP diet）。這項飲食中，蔬菜等可發酵的食物吃得較少。這類飲食在初期有脹氣或腹痛時頗具緩解效果，但若持續太久，反而會招致減少腸內菌多元性等不良後果。若你是因為這些原因而在吃蔬菜時脹氣，比起無條件選擇低腹敏飲食，我比較建議你從少量蔬菜攝取開始，並逐漸增加。

給自己的腸內菌一點時間，讓它適應蔬菜攝取，並漸進式地增加可消化蔬菜的好菌。在剛開始吃蔬菜時，比起生菜，建議以熟菜為主的飲食開始較佳。

很多人好奇熟菜與生菜的差別。植物與動物不同，其細胞被堅固的「細胞壁」所環繞。但若將蔬菜加熱，則蔬菜的堅固細胞壁會因為熱而有一定程度的毀損。也因此，消化酵素更容易接近，也更容易吸收、消化植物的營養素。相反的，生菜仍會維持堅固的細胞壁狀態，在消化過程中就會需要更多的能量。所以，若是消化不太好的人，建議先從熟菜的飲食開始，而非生菜。

有方法增加健康的腸內菌嗎？

判斷腸內菌健康與否的標準大致分為兩種。即是「好菌與壞菌的平衡」，以及「腸內菌的多元性」。

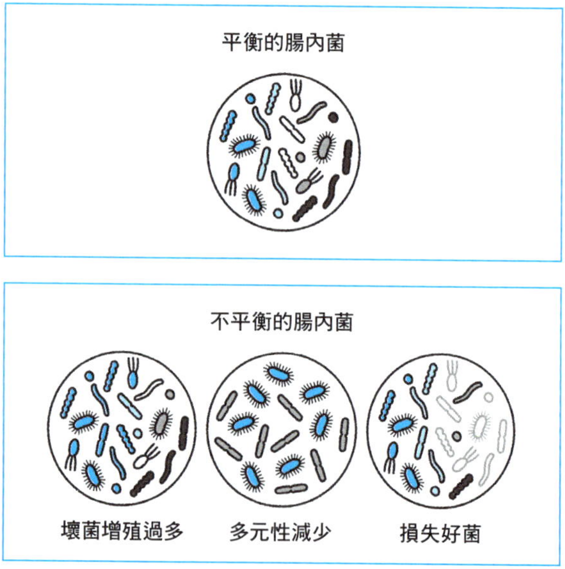

①先觀察好菌與壞菌的平衡。建立該均衡的正是我們吃下的食物本身。我們吃下的食物並非只有我們在吃，腸內菌也會一起食用。一般來說，好菌靠吃各種蔬菜來成長，壞菌則是吃糖分長大。

好菌與壞菌的比例取決於我們吃下的食物，為了維持均衡生態，應持續食用各種蔬菜＝好菌的食物，並減少攝取壞菌的食物＝糖與精緻碳水化合物。

②腸內菌的多元性是決定腸內菌品質的關鍵。前面曾提到蔬菜的膳食纖維可改善腸道環境，而有個食物被認為比膳食纖維更能幫助腸內菌的多元性。即發酵食品。事實上有研究指出，發酵食品跟膳食纖維比起來，較能有效地增加腸內菌的多元性。泡菜、德國酸菜、蘋果醋、納豆等，都是具代表性的發酵食品。

還有一件很重要的事情是，你必須食用各類食物。很多人說要吃「五色蔬果」，也就是均衡食用各種顏色的蔬菜。各種顏色的蔬菜各自帶有其顏色的獨特成分，吃得多元，就可產生以此為食的各種菌。買菜時，若能在每次購買的材料之外有意識地選擇當季的蔬菜或新食材，將對培養健康腸內菌有所幫助。

另外吃乳酸菌有幫助嗎？

乳酸菌是很多人在吃的保健食品。當然，有報告顯示，一部分乳酸菌會在身體裡起各種作用，並幫助維持健康。但針對「吃乳酸菌可綜合性地改善腸道環境」仍是存疑的。

腸道環境由許多因素所左右。胃必須健康、腸道不能發炎、腸內菌需維持均衡，腸內菌也得多元等。這些諸多角色，從外部進入的一部分菌是做不來的。你必須先改善腸道環境，乳酸菌反而是其次。

若你有好好實踐排毒解方的第 1 步、第 2 步，相信攝取乳酸菌就可為你帶來額外的幫助。

可以減少重新吸收毒素的菌嗎？

來探討一下將之前貼在毒素上的水溶性排毒物質解除的腸內菌風險吧。通常我說到這裡，就會被問是否有減少這類菌的方法。

不過遺憾的是，目前並不存在這種消除特定腸內菌的方法。儘管人們持續發現擁有這類酵素的腸內菌，但種類太多元，即使查找相關論文，也找不到減少這類菌的具體方法。

唯一呈現的方法，就是透過健康的飲食習慣，來改變腸內菌的組成。因此，請各位務必遵守排毒第 2 步提出的飲食習慣，才能培養出可好好排出毒素的腸道。

第 3 步

肝要獲得
足夠養分
才能幫助排毒

恭喜你已經了解了排毒解方第 1 與第 2 步。當你的胃與腸道正常運作後，就等於體內的排毒系統已經站穩腳步，接下來就是康莊大道了。緊接著該輪到總是默默幫助我們、努力工作的肝了。

上一章我們學到，肝的排毒過程分成一、二階段。第一階段在為毒素插上棍子，第二階段則是在棍子上貼上水溶性物質。我們是否有方法可以幫助該過程？當然有。原理很簡單。就像所有人必須吃飯才能工作一樣，肝也必須吃得好，才能好好處理事情。肝的每個排毒階段各有必備的營養素，若能完善供給，將可幫助其排毒過程。

來探討一下各階段的必備營養素吧。第一階段，在為毒素

肝排毒系統

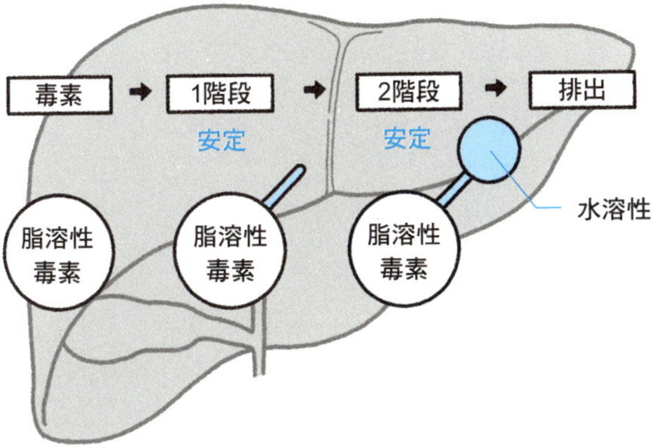

插上棍子的過程中，必備的營養素是維生素，且經常用到維生素B群。接下來第二階段，在給棍子貼上水溶性物質時需要蛋白質。更正確的講法，是需要蛋白質分解後的型態——一部分胺基酸，此外，建構特殊胺基酸組合的穀胱甘肽也擔任十分重要的角色。我在細胞排毒中曾提到穀胱甘肽，但之後在排毒解方中也會時不時提到，它可說是身體排毒其中一種最核心的物質。但在幫助肝的排毒系統時，有個絕對不能忽視的原則，即「從第二階段再開始幫助肝排毒！」。

來看一下肝的排毒過程。在這裡要仔細探討的，是第一階段後產生的物質。該物質在毒素插上棍子的狀態下非常危險、不安定。由於插上了尖銳的棍子，若到處亂動，很可能刺到身體造成損傷。因此，第一階段過後，必須盡快透過第二階段貼上水溶性物質，使其安定。但若第二階段都還沒準備好，就幫助第一階段會怎樣？這時為了幫助肝而補充營養，只會讓它充滿危險物質。

請先記住剛剛提到的肝的排毒過程，然後來看一下父母、長輩的餐桌吧。年長者的餐桌上經常出現蛋白質不足的情況。很多人蛋白質攝取不足，又為了健康特別補充綜合維生素。這對肝的意義為何？第一階段只供給必要的營養素——維生素，第二階段則不供給必要的蛋白質。這樣做只會讓第一階段產生的危險物質充斥四處。若不先協助第二階段，只在第一階段任意增加打破均衡，反而會創造許多對身體有害的中間階段物質，帶來反效果。這就是沒理解整體身體的排毒系統，而無意吃下維生素所帶來的結果。我也因為這樣而無法隨意叫病人「吃維生素」。

因此若要幫助肝排毒，從第二階段開始給予協助，才是真正的重點。第二階段必須正常進行，你透過維生素幫助第一階段時，才不會給身體造成負擔。

我按順序整理了下述幫助肝排毒的方法：

①先幫助第二階段後，再幫助第一階段

②第二階段｜在棍子上貼上水溶性物質的過程：促進蛋白質攝取與穀胱甘肽生成

③第一階段｜在毒素上插棍子的過程：攝取維生素，特別是維生素 B 群

若要幫助肝排毒第二階段，該怎麼做？

以下說明的內容，可說是幫助肝排毒的核心。之前談到，肝在執行第二階段排毒時最重要的物質是蛋白質。蛋白質是由胺基酸為單位組成。20 個胺基酸以各種順序與型態結合，組成蛋白質，其中有些則在肝的第二階段排毒過程中扮演相當重要的角色。其中一個最核心的物質——穀胱甘肽則是由三種胺基酸（麩醯胺酸、半胱胺酸、甘胺酸）連結而成。那是不是只要吃足夠的蛋白質，創造很多穀胱甘肽，就可以幫助肝了呢？

可惜的是，穀胱甘肽並非只靠三種胺基酸就能製成。這跟拼樂高有點類似。想像一下你買了尚未組合完成的樂高。雖然包裝上貼著完成後超宏偉的城堡圖片，但在組合之前只是一堆樂高零件對吧？

穀胱甘肽也一樣。即使有多到不行的材料，即胺基酸，若

沒有製成穀胱甘肽的「訊號」，身體也無法製作出穀胱甘肽。你必須同時有材料胺基酸以及製作穀胱甘肽的訊號，才能製成穀胱甘肽。這就是我在前面強調超級綠＝十字花科蔬菜的原因。**青花菜、高麗菜、青江菜等十字花科蔬菜所含的成分，會成為可製作穀胱甘肽的訊號。**

因此，為了幫助肝排毒的第二階段，你必須攝取足夠的良好蛋白質，並給予製作穀胱甘肽訊號的十字花科蔬菜。

該如何幫助肝排毒的第一階段？

當你充分幫助第二階段後，這時的第一階段應會自然形成。充分攝取優質的蛋白質來源——肉、魚、豆腐、大豆等，並同時吃十字花科蔬菜，就很可能供給足夠的維生素 A、B、C。

同時為了幫助腸道，若能攝取各種膳食纖維與發酵食品，就可讓身體更充分攝取必要的維生素。若難以均衡飲食，而不得不額外吃保健食品，我推薦服用維生素 B 群，不過請務必以第二階段優先！

將穀胱甘肽當作保健食品吃有幫助嗎？

口含片的穀胱甘肽作為保健食品廣受歡迎，但同時也有很多人對此抱持疑問。穀胱甘肽是由三個胺基酸所組成的物質，當你用吃的方式攝取時，會像其他蛋白質一樣分解，以胺基酸型態被吸收。因此若不希望被如此分解，而是直接以穀胱甘肽的狀態吸收到體內，可以口含片型態透過黏膜攝取，或是以被脂肪包覆的脂質體（liposomal）型態攝取。

市面上的高劑量口含片產品的穀胱甘肽約含 75mg。首先含量其實不多，而且會有許多添加物。此外，有論文指出，脂質體型態的穀胱甘肽可實際提高血液中穀胱甘肽的濃度，所以若想吃的話，我個人比較推薦脂質體型態。

不過再怎麼從外部補充，都比不上身體自己所產生的穀胱甘肽量。至於該用保健食品補充穀胱甘肽，還是讓身體增加生產，可用給「魚」還是教你「抓魚的方法」說明差異。若保健食品是「魚」，十字花科蔬菜就是「抓魚的方法」。比起透過保健食品給予身體少量的魚，透過食用十字花科蔬菜教你抓魚的方法，對排毒來說更為有效。

第 4 步

膽汁分泌
左右了脂溶性毒素
的排出

在排毒第 1 步、第 2 步中，我們為身體打好改善排毒系統的營養素供給通道的基礎。接著在第 3 步，我們了解到為了幫助肝的排毒作用需要什麼營養素，又應該從何種營養素開始供給。只要做到這點，身體就能具備某種程度的力量，以自行排毒。

現在開始，我們會在第 4 步的膽汁中，幫助到目前為止已解毒的廢物與毒素排出的過程。

請稍微回想一下排毒系統，經歷肝排毒過程的毒素中，親水的毒素透過汗或小便排出，親油的毒素則透過膽汁移動到腸道後以大便的形式排出。這兩種道路中稍微可能有問題產生的，是透過腸道排出脂溶性毒素的過程，在該過程擔任核心角色的物質即是膽汁。雖然對於調節膽汁分泌的方法，科學上經過驗證的並不多，但若將研究結果像拼圖般拼湊起來，就可找到讓膽汁分泌正常運作的線索。

膽汁為了正常帶毒素前往腸道，需要兩個條件。

①必須好好製造膽汁

②必須好好分泌膽汁

這兩種看似理所當然的條件之所以重要，可參考以下。身體的膽汁生成系統會根據膽汁的需要量適當調整。若不需要分泌太多，消耗得少，自然製造較少；若需要分泌多一點，消耗得多，自然製造較多，並以此方式管制體內膽汁的總量。

在這裡我們必須介入膽汁分泌的部分，是創造膽汁可被良好使用的環境。因此在排毒第 4 步中，將介紹可幫助膽汁正常分泌的三種方法，包括含脂肪的餐飲、蘋果醋、橄欖油等。

第一，含脂肪的飲食，只要以常識去思考，就可略知一二。來觀察一下膽汁原先的目的吧。膽汁其中一個最基本的角色，就是將結塊的脂肪分離成脂肪顆粒，幫助脂肪順利吸收。也就是說，身體具備了飲食含有油脂時就會刺激膽囊分泌膽汁的系統。飲食中必須含有適當油脂，膽汁才有理由出現。

不過這樣說來，無法正常消化含油脂飲食的人究竟該怎麼辦？這些人必須從非常小量的油脂開始增加。消化不良的人大多會避開吃含油脂的食物，但如此一來，身體會漸漸適應，製造較少量的膽汁。建議從非常少量開始一點點增加油脂量，並一起食用後面會談到的促進膽汁分泌的食物。

雖然針對改善膽汁分泌食物的研究並不多，但蘋果醋與橄欖油是經實驗證實，可協助正常分泌膽汁的少數食物。

針對各方法再稍微詳細探討一下吧。

吃哪一種油脂比較好？

真是個好問題。吃油脂時有件事情得注意。各位還記得，前面第 2 章講到農藥使用的問題時，曾提到的各種「親油的毒素」嗎？親油的毒素若未排毒，會在身體裡停留的地方正是脂肪。這不只適用於人類，也適用於動物。也因此，若食用放牧長大或在無抗生素下未經特別管理的動物脂質，就等於是一次吃下動物累積在脂肪中的脂溶性毒素。在選擇含油脂食物時，若來源不是在成長環境十分良好的動物，建議食用植物性為主的油脂。

當你食用植物性原料為主的油脂時也需注意。強調健康

「不飽和脂肪」的許多油類主要成分大多是「Omega-6」。Omega-6 是增加發炎的代表性物質，最常當食用油使用的大豆油、葵花油、葡萄籽油等皆屬此類。因此作為加入飲食中的脂質成分，建議使用含許多 Omega-3 的紫蘇油或以 Omega-9 為主的橄欖油、酪梨油等油類，以及食用酪梨、橄欖等食物。

蘋果醋如何幫助膽汁分泌？

前面曾提到，蘋果醋會幫助胃維持酸性環境。此外，蘋果醋含有的「乙酸」成分可擔任各種角色，像是降低飯後血糖、減少胰島素阻抗、讓肌肉更能運用糖分等，幫助控制糖尿病與血糖穩定。

還有一件事情很有效，即膽汁分泌。雖然該機制尚未確實揭露，但研究者推測的效果如下。

身體有許多刺激膽汁分泌的機制。前面曾提到，若食物含油脂，就會產生特定荷爾蒙刺激膽汁分泌。這裡再補充，我們的身體存在「胰泌素」(secretin)這種荷爾蒙，該荷爾蒙可促使肝細胞增加膽汁分泌。研究顯示，當你喝蘋果醋時，會增加這種胰泌素的濃度，而研究者即以此為基礎，推測蘋果醋內的乙酸會刺激胰泌素，幫助膽汁更好的分泌。

前面在幫助胃的階段中所介紹的飲用蘋果醋方法，除了解決胃酸不足之外，也可以幫助膽汁分泌更順利。因此希望各位能在吃飯前後飲用蘋果醋。

聽說橄欖油能幫助膽汁分泌，但怎麼吃效果最好？

橄欖油是世界上最長壽的飲食之一——「地中海飲食」的其中一種主要食材，也是具有許多健康益處的食物。最近調查橄欖油攝取與心臟病風險相關性的研究也指出，攝取橄欖油的人，得心臟病的風險較低。

因此，各種研究持續探討橄欖油的效果，有關膽汁分泌的效果則在 2003 年執行的老鼠實驗中為人所知。該實驗顯示，當你餵老鼠橄欖油時，膽汁分泌會增加。

不過有個結果更有意思。經餵食橄欖油而增加膽汁分泌的老鼠，呈現出血中膽固醇減少的額外效果。呈現該額外效果的老鼠有一項條件，即只在飼料「含膽固醇時」，血中的膽固醇才會降低。

膽汁由膽固醇而來。肝從膽固醇中形成膽汁，並在必要時排出，腸道則會重新吸收 95% 再利用，只有 5% 會透過大便排出。在該過程中，當膽汁分泌變多時，排出的量也會增加，這樣的話身體中會有更多膽汁透過大便流失。從身體嚴謹管理膽汁量的立場來看，這代表當你增加膽汁排量時，庫存卻會漸漸減少。也因此，只有當身體被供給足夠的膽汁原料，即膽固醇時，才不用擔心原料不足，也才能增加膽汁的生產與排出。在前述的老鼠研究中，之所以只有在提供膽固醇飼料時，才能觀察到因橄欖油而增加膽汁分泌，以及血中膽固醇指數下降的現象，也是同樣的道理。

這個結果告訴我們，我們在排毒第 4 步中為了要正常地分泌膽汁，最好同時供給膽固醇。很久以前大家就知道，吃膽固醇會導致膽固醇升高之類的言論，並不全然如此。

我們在吃好的油脂、蘋果醋與橄欖油的同時，也應該適當食用含有膽固醇的食物。除了常見的蛋黃外，蝦子、魷魚、肉類等食品也都均衡的含有膽固醇。因此若能同時良好攝取橄欖油與膽固醇，就能將促進膽汁分泌的效果最大化。

有方法幫助腎臟排出毒素嗎？

我們在排毒解方中並未詳細探討腎臟排出水溶性毒素的內容，這是因為其與排出脂溶性毒素的部分比起來，較無肉眼可見的問題。不過這個部分也很重要，所以在這裡要稍微深入討論一下。

為了好好排出水溶性毒素，需要一項條件。即小便的「酸度（pH）」。小便越接近鹼性（越鹼化），在肝排毒的毒素就越容易排出。這是因為，毒素的型態會隨小便的酸度改變。在肝經歷第二階段排毒過程後貼上水溶性物質的毒素，在小便越接近鹼性時，越能維持離子型態，酸性時則會失去離子型態。

重要的是，腎臟也跟腸道一樣有重新吸收的系統，該重新吸收系統在離子型態時較不會重新吸收。即是說，小便必須是鹼性，毒素才能維持離子型態，腎臟也才比較不會再吸收。相反的，小便若呈現酸性，毒素就會失去離子型態，並被腎臟重新吸收，而無法排出體外。

因此，將小便鹼化對毒素排出十分重要，這裡最有益的方法就是吃蔬菜。越深入了解，就越感受到蔬菜攝取對人體造成的驚人影響。

第 5 步

用細胞排毒淨化身體

前面學到了身體透過「分工化」實現細胞總和。從最小的生命單位細胞到人類的身體，我們遵照利用氧氣與養分創造能量，並排出二氧化碳的生命法則生活。所有生命的能源發電所，即是存在於每個細胞、名為「粒線體」的能量工廠。但在粒線體創造能量的過程中，不可避免地會產生副產品，即被稱作活性氧的廢物。這被稱作活性氧的廢物正是降低蛋白質的功能、使基因突變，讓身體功能下滑，並產生老化的根本原因。從這裡我們就可以開始建立細胞排毒的目標了。

- 減少廢物產生
- 有效率地處理廢物

只要身體細胞存活，就會不斷創造能量，因此一定會產生廢物。不過對我們來說，問題在於超出身體能力範圍的廢物。

你可以把對身體來說有問題的廢物量看成以下：

有問題的廢物（＝無法處理的廢物）

＝整體廢物產生量－廢物處理量

如前述，身體具備處理廢物的幾種系統，其中擔任最核心角色的正是穀胱甘肽。

到這裡我們要做的事情就很明確了，即減少整體廢物產生量及增加廢物處理量。這兩件事才是真正協助細胞排毒的方法。

可以減少身體裡廢物的產生嗎？

廢物即「活性氧」，又稱作「氧化壓力」，意指細胞受到的氧化壓力。身體受到的各種壓力與毒素若用細胞的語言解析，即是氧化壓力。最終，給身體帶來壓力的所有事物對細胞來說都可能是氧化壓力。

舉例來說。假設你因為工作太多導致壓力大，又只能睡四小時，身體會將其視為威脅生存的緊急狀況，急速製造名為

「皮質醇」的荷爾蒙。這個皮質醇是從身體產生的類固醇荷爾蒙，也是負責讓我們「覺醒」的其中一種荷爾蒙。當人感到壓力時就會大量分泌，因此又稱「壓力荷爾蒙」，它會讓人覺醒，使我們處於超緊張、超敏感狀態，以便隨時反應敵人的威脅。不過若這種壓力狀態持續太久，會導致消化功能下降、免疫系統低落。此外，還會使腸壁弱化，而各種腸道物質就會藉由弱化的腸壁縫隙外洩，引起發炎。這種反應長期下來，只會讓身體各種發炎症狀越來越嚴重，而發炎就如同創造活性氧的炸彈一般。意思是，當你長期受到壓力影響，又睡不好時，會讓身體的廢物暴增。

再來看一個例子吧。大家都知道「酒」對身體不好，但到底哪裡不好呢？首先，酒進到身體後一定會在肝經歷排毒過程。在肝等著要排毒的物質排排站，若再加上酒，頓時會對肝的工作量形成負擔。由於肝的工作量不能無限增長，部分沒能排毒的毒素就會在身體裡打轉，並妨礙細胞功能，進而引起發炎。此外，酒也會損害胃壁，讓腸壁變得軟爛不堪。順著軟爛腸壁縫隙跑出來的物質會跑到全身引起發炎症狀，而透過各種途徑產生的發炎會將身體變為廢物的汪洋。

減少廢物的過程換句話說，就是「減少發炎的過程」，而養成良好的生活習慣是最基本的條件。只要遵守一天有適當的睡眠時間（一般為七到八小時），並減少攝取引起身體發炎的食物等基本生活習慣，就可以避免細胞受到廢物的侵害。

我沒辦法不吃對身體不好的食物，難道沒其他辦法嗎？

其實我也經常被問到這個問題。觀察一下廣受喜愛的麵包、點心、刺激性的外送食物等，就會發現除了食品添加物、防腐劑、糖毒素之外，也添加了非常多麵粉、乳製品、糖等，但即便如此，我們也都無法不吃過活。那麼能做的就只有一個，就是讓廢物處理得更順暢。也就是說，你必須幫助自己創造出更多處理廢物的關鍵——穀胱甘肽。

來回想一下我們在前面第 3 步提到，在肝中增加穀胱甘肽的方法吧。首先，必須攝取穀胱甘肽的材料——蛋白質。不過光是只有材料不足以製造穀胱甘肽，所以還需要產生穀胱甘肽的訊號。也就是說，你必須食用十字花科蔬菜＝超級綠才行。持續攝取良好的蛋白質與十字花科蔬菜，就是增加穀胱甘肽的關鍵。

最能有效增加我們不斷在排毒第 3 步、第 5 步提到的穀胱甘肽的方法，就是在本書最後一章要介紹的「排毒密技」。先將本章內容都讀過後，就可以進到下章了解該密技了。

抗氧化劑對健康有益嗎？

真是個好問題。抗氧化劑如其名，是抵抗氧化的物質。由於可減少細胞氧化壓力，因此被稱作抗氧化劑。我們做的所有排毒最終目標，其實都是為了減少細胞的氧化壓力，所以一般聽到抗氧化劑，應該都會認為與我們的目的一致。

前面提到的穀胱甘肽也是身體其中一種最強力的抗氧化系統。不過身體裡還有一種與穀胱甘肽一起建構強力抗氧化系統的物質，即是眾所皆知的抗氧化劑——維生素 C。

維生素 C、E、穀胱甘肽會像齒輪彼此咬合一樣，相互作用，並組成身體的抗氧化系統。也因此比起只吃穀胱甘肽，我更常說，要一併食用富含各種維生素與礦物質的蔬菜。

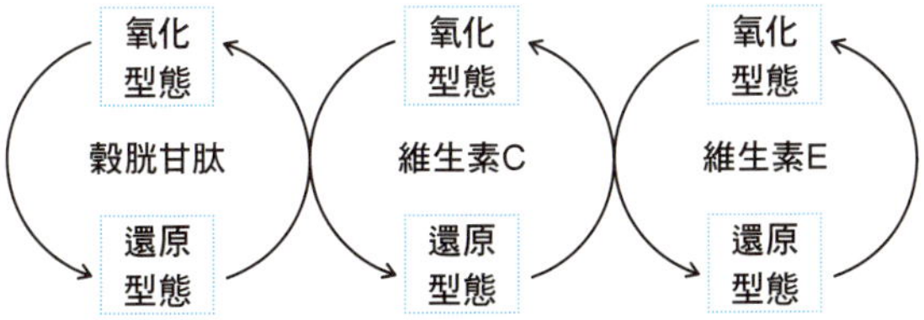

不過有個許多人好奇的地方。大家都知道吃蔬菜有幫助，但沒辦法吃蔬菜的時候，是不是可以吃保健食品就好？我先告訴你結論，有關保健食品效果的研究結果，其實並不一致。

實際上有各種研究都探討過，當你將抗氧化劑當保健食品補充時，其與癌症、心臟疾病、失智等各種疾病之間的相關性。結果十分多元。有研究指出可降低癌症、心臟病、失智風險，但也有研究提到沒效果，或是會增加特定疾病的風險。因此我們難以只用研究結果去判斷「抗氧化劑好或不好」。

不過有個狀況下吃抗氧化劑一定有幫助，就是身體太常發炎，且身體處理廢物的系統超過極限時。全人類才經歷過的嚴重特殊傳染性肺炎——新冠肺炎等感染即是代表性的例子。新冠病毒進入身體後引起發炎，使得身體裡產生大量的廢物，這時若是投入抗氧化劑減少廢物，就有助於恢復。因此有研究指出，在感染新冠肺炎時，大量使用維生素 C 可以減少新冠併發症與死亡率。

同樣的，因為感冒、流感、積勞成疾等身體到處發炎，無法正常運作的痛苦狀態下，吃維生素 C 等抗氧化劑很有幫助。服用維生素 C 時，最好分開食用，而非一次大量服用。服用維生素 C 後，大概過三到四小時血中濃度就會馬上下降，所以感冒或身體不舒服時，建議可一天分三到四次服用六到八克。

運動後可以吃維生素 C 嗎？

這部分未經過研究證實。從這裡開始，是我以人體各種生理反應為基礎進行推想，並針對病人或周遭人士服用抗氧化劑進行的討論。請考慮到這是我觀察過的案例內容，並適度參考。

當我給病人開具代表性的抗氧化劑維生素 C 處方時，一定會說「請不要在運動後吃」。運動是所有人都認證、有助於健康的生活習慣。不過從氧化壓力的層面來看，可看作是種神奇的現象。若運動對身體好，那氧化壓力應該要在運動後下降才對吧？但驚人的是，運動後活性氧反而會急遽增加。畢竟你比平常耗費更多氧氣跟能量，就結果來說理所當然。那麼讓身體增加氧化壓力的運動，到底為什麼有助於健康？

這就是人體的奧祕，也是人類一項很厲害的能力，即「適應」。跑步時，前 10 分鐘超級累，覺得都快要喘不過氣了，但只要持續奔跑，在一兩個月後就可以跑到 20 分鐘，再繼續堅持的話就可能跑到 30 分鐘。我們稍微觀察一下這個過程吧。不運動的人的心臟不需要如此努力跳動，也不太需要腳的肌肉支援。更重要的是，氧化壓力不會產生太多，因此也不太需要抗氧化系統。

但運動之後會產生什麼變化？心臟必須比之前更努力跳動，因此心臟肌肉會變得發達，腳也會產生可跑更久的肌肉。

排毒系統呢？氧化壓力因為運動產生較多，所以身體必須進行處理。而我們身體的抗氧化系統也會在該過程中進步。

這就是重點了。細胞若額外增加可承受的適量氧化壓力，身體就會增加抗氧化系統來對應。換句話說，運動者的細胞會適應，以擁有更傑出的抗氧化系統。

我們一邊思考這個適應的奧祕，再一邊回想一下運動與維生素 C 之間的關係吧。運動會讓身體製造額外的氧化壓力。在恢復的過程中，身體為了可以承受增加的氧化壓力，會強化抗氧化系統。意思是，運動其實就是增加氧化壓力後，強化抗氧化系統的訓練。那麼在如此努力運動後引起氧化壓力的狀態下，大量服用抗氧化劑維生素 C 後會變得如何？因為維生素 C 的抗氧化作用，你在運動時產生的氧化壓力會減少。那麼身體要處理的氧化壓力量會降低，當然也會減弱抗氧化系統的強化效果了。事實上研究指出，運動後產生的活性氧會促進肌肉細胞的粒線體生成，若你服用維生素 C，則會減少這種運動效果。

也有研究顯示服用維生素 C 後運動可減少活性氧的量，並增加抗氧化能力等正面效果。但從因此減少活性氧的效果來改善運動後耐力（Endurance capacity）的角度來看，反而可能呈現負面影響，所以如果不是想在過度運動後幫助抗氧化系統，似乎沒必要在運動後服用。

再放大一點來看吧。平常不運動也不怎麼活動的人，如果吃數顆比水果或蔬菜濃縮幾百倍、幾千倍的抗氧化劑，對身體會造成何種影響？儘管各種要素會複合式地起作用，但可推測不會以強化抗氧化系統的方向進行。因此，當你服用抗氧化劑時，請一定要記住這個邏輯。

可能引起發炎的食物
應該也可強化抗氧化系統吧？

「這句話聽起來似乎有點道理。」我就是擔心各位會這麼想，所以先在這裡討論這個問題。

各位應該都聽過「凡殺不死我的，必使我更強大」。我們的細胞、身體也都需要某種程度的壓力幫忙。不過真正重要的是「氧化壓力的量」。

運動對身體是十分有益的活動。不過運動太長時間、強度過高，會在強化身體的抗氧化系統後，產生復原範圍以上的氧化壓力。若是如此，身體就無法從運動給予的氧化壓力中完全復原，而無法處理的氧化壓力也會在身體中累積。因此，運動時，最好能掌握適合自己的量跟強度。如果在運動兩天後，身體仍覺得疲勞或感受到副作用，應該就能知道該運動超過自己的能力範圍。也就是說，當運動過量時，因運動產生的氧化壓力會超過強化抗氧化系統的標準，反而對身體有害。

其他毒素也一樣。極少量的汞之類的毒性物質，其實可以強化細胞的抗氧化系統，但毒性物質可產生強化身體作用的閾值非常低，因此只要稍多一點點，就可能超越身體抗氧化能力，大量製造出有害身體的氧化壓力，所以才被稱作毒素物質。

前面介紹過會引起發炎的食物也一樣。平常吃得健康，偶爾吃個一兩次外食不至於對身體造成太大負擔。不過若是每天都吃這種食物，這些食物引起的各種氧化壓力很快就會超過身體抗氧化系統的能力，變為毒素產生作用。

有沒有減少活性氧的簡單方法？

問得好。方法是有的！即「運動」與「間歇性斷食」。適量的運動可以強化抗氧化系統，並增加身體可處理的氧化壓力量。如同前述，運動時會增加很多活性氧，而為了處理這些活性氧，身體的抗氧化系統會強化，並提升活性氧的處理能力。因此，若能讓自己持續適量的運動，將可改善活性氧處理能力，並有效減少體內的活性氧。

各位應該已經聽說過不少間歇性斷食的例子，亦即訂好一天內吃飯的時間範圍，並在該時間前後不吃東西。最常見的方法是斷食約 12 ～ 16 小時，剩下的 8 ～ 12 小時內吃一到三餐。

這種間歇性斷食雖有助於減肥，但實際上更大的意義在於給予身體清掃的時間。想像一下在廚房料理的過程吧。煮飯時還要一邊打掃可不是個簡單的差事，身體也是一樣，我們很難同時進行養分進入後將其運用在各種事情上的「料理」過程，以及將身體製造的廢物與毒素排出的「清掃」過程。間歇性斷食就是刻意限制養分供給的時間，確保身體有清掃的餘裕。

在這類斷食時間內會有各種事情發生。若細胞內部有功能損傷，細胞就會自行打掃、清除損傷部分，就是所謂的「自噬作用（Autophagy）」。斷食的時間就可讓自噬作用活躍運作。

當清掃時間充足，該期間失去功能的細胞也一一被整理好後，在這樣的環境下自然會減少氧化壓力發生的機率。儘管研究結果不多，但有報告指出，間歇性斷食可減少身體的氧化壓力。因此若你想減少身體內部的廢物時，一併執行「間歇性斷食」會是不錯的方法。

避開毒素 1

減少暴露在重金屬汙染的方法

OK ！到此已經探討完讓身體排毒系統最佳化的所有排毒步驟，現在則要來做最後的叮嚀，就是盡可能地避開毒素。我們再怎麼強化排毒系統，若各式各樣的毒素仍然持續侵入，身體也還會因為過度消耗於排毒上而降低功能。然而若仔細觀察避開毒素的方法，可能也會覺得「哪有辦法每個都注意到啊」，頓時感到疲憊不堪，所以我在這裡選了盡量簡單又有效果的方法，從容易執行的地方開始也好，一起來了解全家人都適用的避開毒素的方法吧。

我們最常暴露其下的重金屬為汞跟砷。只要小心這兩樣，就可以避免暴露在相當量的重金屬汙染下。

我們最常攝取汞的途徑是海鮮類，尤其是食物鏈上方的大型魚類通常會累積較多的汞。所以為了避免過度暴露在汞汙染下，最好不要太常攝取大型魚類（例如鮪魚、鯊魚、盲鰻、河豚、魟魚等，含汞量相對高的魚類）。

有人會問是不是乾脆不要吃海鮮比較好，但並非如此。鯖魚、鰈魚、鮭魚、白帶魚、鯷魚、魠魚、黃魚等小的魚類汞汙染度低，相較來說可以安心吃。但不管汞汙染度再低，若太常吃，汞攝取總量也會變多，因此建議一週吃二到三次以下（成人一週為 200 ～ 300g 以下＝大鯖魚一隻的分量）為佳。也有方針指出魚類含有 Omega-3 等益處，因此建議孕婦與親餵哺乳者多吃一點，但近期魚類含有重金屬的問題廣受矚目，2023 年 10 月舉行的世界衛生組織（WHO）的專家論壇中，也未能對魚類攝取的好壞做出明確結論。

因此，若是孕婦或正在親餵者，可參考本書第 1 章的「魚的汞含量表」，一週吃兩次以下的重金屬含量低的魚類。

接著是常見的汞暴露來源，即「汞合金」。若你接受過汞合金治療，目前有汞合金牙齒的話，最好去牙科移除掉，以防止持續暴露在汞汙染下。不過就像前面例子所說的，當你移除汞合金時，難免汞暴露量會變多，所以有懷孕計畫的人，建議治療前後最好避孕。

砷可分為稍微沒那麼有害的砷（有機砷）與稍微更有害一點的砷（無機砷）。海鮮內也包含很多砷，但海鮮包含的砷通常是有機的。前面有提到無機砷其中一種最具代表性的汙染源是羊栖菜，但並非只要避開羊栖菜，就可以脫離無機砷。遺憾的是，我們經常吃的米所含的砷也是無機砷。米並非砷汙染度中濃度特別高的食物，但因為我們經常吃米飯，若深入探討的話，已知韓國國民平均砷攝取量，足足有 8% 是來自米。對此，食品安全醫藥處從 2016 年開始新設了米的無機砷標準進行控管。那麼，我們該如何減少作為主食，又是孩子副食品主要材料的米含有砷的問題呢？

幸好有個很簡單的方法——在煮飯之前將米稍微多洗一下即可。研究指出，光是這個方法，就可以除去 10 ～ 40% 含砷量。因此，只要煮飯時多洗一下米，而且不要回收洗米水來用，就這麼簡單即能減少攝取不必要的砷。不過糙米很難用這個方法除去足夠的砷，這時可將洗好的糙米浸到水裡，用小火煮 5 分鐘，再將水濾掉後，重新加水煮飯即可，這樣可以將糙米與白米各除去 54%、73% 的砷。孩子還很小，或是米攝取量大的家庭，可積極應用這類方法。

避開毒素 2

選擇有機，避開農藥

每次被問「一定得吃有機食品嗎？」，我都會說，如果有餘力請盡量選擇有機產品。栽種農作物時使用的農藥是殺死蟲的藥；農藥擁有以特定方式降低生命體基本作用的機制，而這些物質在人體內也會進行各種作用。研究指出，它會毒害我們珍貴的能量工廠粒線體、神經系統，產生不良影響。更可怕的是，目前尚未解密的毒性或許還更多，特別是對排毒系統尚未發展完全的兩歲以下小孩來說，農藥的毒素對神經系統發展具有負面的影響。

「GMO（基因改造食品）」也經常被拿出來與農藥一起討論。基因改造在品種改良時經常發生，所以可能會有人問 GMO 食品哪裡不好，也不覺得有需要警戒的地方，但這是因為不懂 GMO 的負面影響的關係。GMO 最具代表性的食品——大豆、玉米等，你知道為什麼要將這些作物進行基因改造嗎？是為了開發強力除草劑（嘉磷塞）也無法殺死的種子。因此這些開發除草劑的公司會在販賣除草劑的同時，也一起開發 GMO 種子並販售。能將周圍的雜草都清除的強力除草劑，與噴灑也不會死亡的種子組合在一起，為管理廣大面積作物的美國等大國的農業帶來革命性的便利。問題是，這種方便培養作物而大量噴灑的除草劑，會透過大豆、玉米等進入我們的身體內。

美國栽種的大豆及玉米有 90%以上是基因改造，同時，美國在培養大豆與玉米時，使用嘉磷塞等強力除草劑的比例各約 90%、74%。基因改造大豆與玉米即是在這種強力的除草劑中成長。

此外，小麥雖然不是基改種子，但也是大量使用嘉磷塞的作物。在小麥自給率為 1%的韓國，有 99%的小麥消費量依靠進口，而其中一個最大的小麥進口國正是「美國」。考慮到這點，就能意識到除草劑的汙染問題對我們的飲食生活造成多大的影響。

用大豆製成的代表性食物——豆腐若含有「基改大豆」，規定上必須標示食品等級。外面吃的可能沒辦法，但你在家裡吃的豆腐，最好選擇用國產的大豆做成的「非基因改造（non-GMO）」豆腐。蛋白質粉中也含有許多大豆成分（大豆蛋白），因此在吃的時候請記得確認原產地與有機與否。此外，在稍微減少麵粉攝取量後，盡可能選擇有機麵粉，就可以減少危險的除草劑成分進入體內的量。

最後要再提醒各位的是，在購買肉時，最好不要選「等級」，而是確認該動物是吃什麼長大的。如同我們的身體會隨飲食改變，動物的身體也會因成長過程的飲食而有很大的差異。若動物飼料充滿基改玉米，內含的農藥與脂溶性毒素就會累積在動物脂肪裡。這樣的話，該動物的脂肪就等於是毒素的集合體，然而我們反而視帶有良好「大理石紋」的肉為高等級，並願意花更多錢買下。現在開始比起選擇 Two plus（最優質韓牛等級 1++）的肉，建議選擇在自然中放牧畜養的雞、豬、牛肉。

避開毒素 3

減少暴露在環境荷爾蒙汙染的塑膠使用法

「不可能不用塑膠啊。」

這句話的確很對。我在對毒素產生高度警戒的時期，也打算盡量減少生活中塑膠的使用，因此觀察了一下四周。不過驚人的是，要找到沒使用塑膠的地方還比較困難。

現代社會中幾乎不可能不使用塑膠。不過幸運的是，我們仍有減少使用的方法。來探討一下，稍微減少使用，就能更珍惜地球、避免自我傷害的方法吧。

第一是將持續使用而產生痕跡的保存容器與加熱容器，換成不鏽鋼或玻璃。有報導指出，一次性使用的寶特瓶被檢測出有 24 萬個塑膠微粒。

那麼重複使用多次的塑膠容器呢？使用過後多少會出現被菜瓜布刷過的刮痕，光是想像有多少塑膠微粒從這些刮痕跑出來，就讓人膽戰心驚。

也因此，越是要長期使用的容器，越建議換成不鏽鋼或玻璃。特別是要放到微波爐或裝熱食的碗，更需注意。塑膠若加熱，會增加塑膠微粒湧出的速度。你可能會因為價格或清理問題覺得有些介意，但每天使用的生活用品會對身體造成極大的影響，所以為了健康與環境，很值得投資。

第二是孩子的玩具。養育孩子的父母都知道，孩子習慣將所有東西都放進嘴，若孩子在吸咬玩具時，讓有害的塑膠進到他們體內的話呢？天下父母心，自己的身體無妨，但絕不能讓它進到小孩的身體裡。有些玩具含有「鄰苯二甲酸酯」（phthalate），該物質會妨礙孩子大腦的發展，並搗亂荷爾蒙系統。若玩具含有該物質，包裝後面應會標示「鄰苯二甲酸酯類塑化劑」，因此購買玩具前最好仔細觀察。最近市面上也有很多用類似原木、較為安全的材料製成的玩具，為了不知哪些東西可以吸咬的幼兒，買玩具時最好也多加注意。

第三個是化妝品、精油、香水。這三種是我們暴露在環境荷爾蒙下的幾個主要嫌疑犯。我作為喜愛「香」的一員，要說這種話實在痛心，實際上要捕捉易揮發的香來做成產品，勢必得添加化學物質。化妝品、精油、香水內的化學添加物與防腐劑中的一部分會起環境荷爾蒙作用，並以各種方式搗亂我們的荷爾蒙系統。特別是有生理週期紊亂或難以懷孕的人，若經常使用香水或精油，建議一定要戒掉。女性的荷爾蒙週期與懷孕等，是身體荷爾蒙需經十分細膩、複雜且毫無問題地調整，才能實現的神祕生命過程。若你在該過程遭遇困難，請盡量避開會造成妨礙的因素。即使沒有這些問題，也請記住近年孩子的性早熟、多囊性卵巢症候群等問題正在急速上升，建議各位除非必要，盡量避免讓自己暴露在附加化學物質之下。

避開毒素 4

減少糖毒素的料理方法

終於來到避開毒素的最後部分。前面曾說到，糖毒素是蛋白質或脂肪在高溫、無水分之下與糖一起料理時產生。而要減少糖毒素，只要反過來想即可，比起無水分高溫烤炸，最好採用蒸的料理方式為佳。

來看一下同樣的食材，用不同方法料理時，糖毒素量的差異有多大吧。

下頁圖表是同樣 100g 的牛肉、雞肉、魚、馬鈴薯，當你用烤或炸的時候，產生的糖毒素跟用煮的或蒸的比起來幾乎差了 10 倍。

有些人因為喜歡酥脆的口感，所以會將五花肉烤到有點金黃，那種酥脆感就是糖毒素的集合體。

吃個一兩次無妨，但建議在日常飲食中最好更常使用蒸的料理方法。在做炒的料理時，若能跟蔬菜搭配一起，就可透過蔬菜中的水分防止調理溫度過高，所以最好能以多元化的方式活用各種蔬菜。

此外，被稱作 21 世紀最棒發明之一的氣炸鍋，最好不要太常使用。氣炸鍋只是沒有用到油，卻仍然是在高溫中進行無水分調理的機器，因此會製造出非常多的糖毒素，而酥脆的口感即是組成該食物的蛋白質結構已改變的證據。

不同料理方式的100g食物所含糖毒素比較

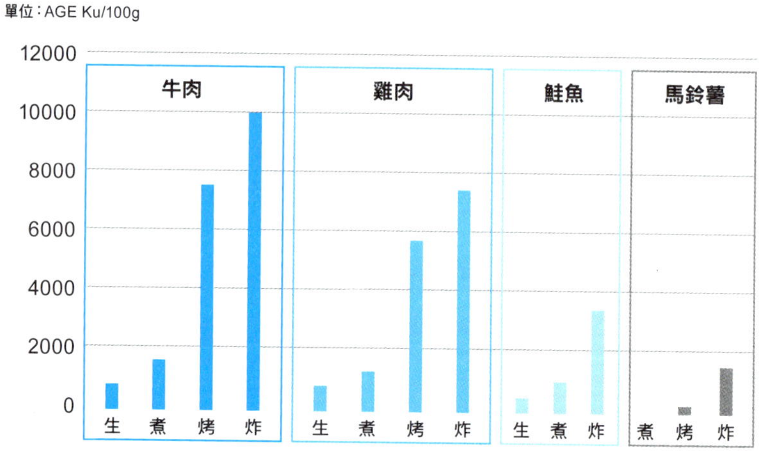

「外酥內軟」的食物真的很好吃，但請記得，當你吃了這些食物之後，你的皮膚會變得皺巴巴，而且大腦也會累積蛋白質殘渣、加速老化，因此建議平常最好不要跟氣炸鍋太過親近。

第5章

從日常開始的排毒革命

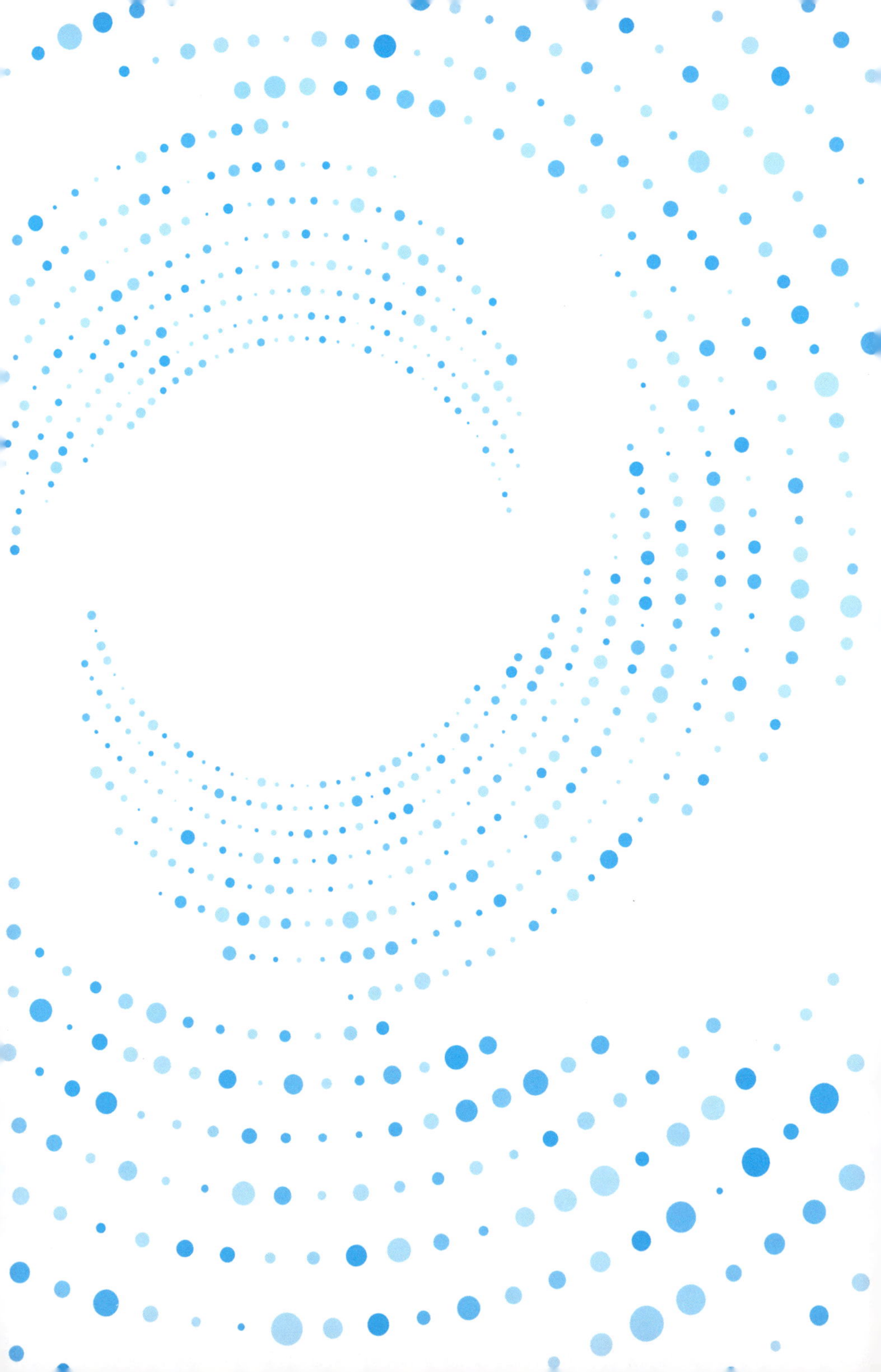

克服10年暴食症

前面第1章探討了必須排毒的原因；第2章討論了各種毒素，並學習了排毒對生活的重要性；第3章談的是身體處理毒素的過程，即排毒系統的旅程；第4章則說到將排毒系統最佳化的排毒5步驟。

我在寫這本書的過程中一再感受到，生活中實在存有太多毒素。如果不將進入身體的毒素最小化、活化身體的排毒系統，就無法將自己從受慢性疾病所累的不幸人生中拯救出來。並且，何時認知這項事實，以及什麼時候開始改變自己的生活，最終會成為決定未來健康的起點。

我自己在介紹、一同實踐排毒系統時，也面臨一個世人普遍會有的難題，即「就算頭腦清楚，身體卻做不到」。明明知道哪些食物不好，卻禁不住口腹之欲，畢竟有害健康的反應不會馬上出現，而在吃進甜蜜、酥脆口感所感受到的幸福，毫不費力就戰勝理智。

我很清楚這種心態。但現在對我來說，「食物」不再只是生存的糧食，其意義遠遠在那之上。改變觀念的起點是我在留學美國時。我在讀完高中後，就隻身前往美國讀大學，剛到美國時，在各方面都備感艱辛。我從小在學習上都表現優異，根本不知失敗為何物，到了美國卻成了「不會說美語的亞洲人」，這讓我非常自卑。身邊少了為我加油的家人或朋友，在沒有任何支持下，越來越「空虛」。人一旦縮小自我，就會覺得世上一切都不隨己意，於是「食物」就成了填補空虛的良伴。當時，我就算吃飽了，也還會繼續吃讓人心情愉悅、酥脆的洋芋片，以及甜滋滋的點心，一直到肚子撐飽，再也吃不下為止。然後，因為擔心變胖，就會催吐或是嚼一嚼吐掉。

周而復始地不斷重複惡習，不僅沒有得到滿足，自責、沮喪和挫折感卻接踵而來，直到我感覺不能再這樣下去後，就開始減肥。但在減肥的過程中，忍著忍著終於可以自由吃東西時，滿腦子都充斥著食物。現在回想起來，或許是出於無法控制失去人生主導權的感覺，才想把所有事物都握在手裡。幸好我在思考人生方向後，重新找回熱情，也開始運動，讓暴飲暴食的狀態稍微消退了。

但不久就發現，它不過是短暫被遺忘而已。我在結束留學返國、進入醫學研究所主攻專科後，這項惡習又悄悄回歸。研究所第一年還沒有太大野心，結果學業成績比想像中好，便開始渴望能以優秀成績畢業，於是壓力來了，弄得我連參加社團活動都覺得奢侈，偶爾跟朋友吃飯、喝酒都內疚是在浪費時間跟體力。唯一的樂趣，是在考試結束後去百貨公司地下美食街大飽口福。既然隔天又要開始讀書、埋入考試地獄，這一刻就盡情享樂的迫切感，讓我即使飽了也繼續狼吞虎嚥，一直吃到吐為止。

畢業後，暴飲暴食的狀況在實習期間達到最高點。作為新手醫師，我持續一週工作約 100 小時的自殺行程，看著周圍人的臉色，在極度緊張焦慮下度日。而副作用就是下班一回到家，如同脫韁野馬一樣大吃特吃。儘管理智告訴自己不能這樣，但只要一想到工作很辛苦、壓力爆表，就無法停止這種瘋狂的行為，因此吃太撐到吐、睡不好都司空見慣。

我在擔任住院醫師時狀況稍微好一點，但這種暴飲暴食的習慣在我決定成為指導健康生活的醫師，開始全新旅程時，也沒能完全克服。我認為要向大眾介紹自己沒有實踐、體驗過的事物毫無意義，因此化身成許多飲食實驗的白老鼠。

體驗過各種飲食控制的人應該都曉得，每種飲食控制都有很多不能吃的東西。進行低碳高脂、生酮飲食時，幾乎不能吃飯、水果；無凝集素飲食中也不能吃麵粉、番茄、茄子、大豆等食物。此外，在減少發炎的飲食中，也嚴拒吃麵粉、乳製品、糖、加工食品、炸物等。

不過生而為人，越是被說不要吃就越會在腦裡浮現，於是更想吃了。這從大腦的機制來看，非常理所當然，因為大腦無法「輸入否定詞」。假設我現在說：「不要想兔子！」各位腦海裡會出現什麼？一定會想到兔子對吧。從大腦的這種認知系統來看，這類「不能吃這個！」的飲食方針，更可能成為讓你想吃某些不該吃的食物的危險誘因。

最終，我的大腦陷入否定詞的圈套中，總離不開食物。但也不能因為這樣就一直吃，所以我開始仰賴觀看「吃播」來緩解讀書壓力。刻意壓抑欲望的結果，就是在某一天突然失去理智「砰！」地爆發，並且不斷蔓延。

這件事讓我意識到，不管讀再多書、擁有再多健康知識，要將這些知識實際套用在生活中，完全是兩碼事。我在前面1～4章說明的知識，本身不具任何力量，只有將這些知識與日常行為連結，才能形成轉變生活的力量。

改變非一夕之間。我歷經無數次的試錯，到可以說自己真的脫離「暴飲暴食的陷阱」為止，有兩種方法是支撐我克服難關的最大助力，即「養成習慣」與「創造新的思考迴路」。下面就為大家細說分明。

養成習慣

養成習慣是因為大腦無法「輸入否定詞」而產生的方法。許多健康專家都認為，比起「多」做對身體有益的事情，「少」做對身體有害的事情更重要。遺憾的是，我們的大腦不是這樣運作的。若不配合大腦的運作方式輸入，不管再怎麼正確，都難以在現實中實踐。

所以，你應該要用像「我可以為身體做什麼」等肯定句來創造思路，而非「不要吃麵包」等否定句。我一再提到，避開毒素對排毒來說十分重要，但比起「不要吃這吃那」，用「吃這個」來幫助身體踏出第一步，更為容易。

作為為身體著想的第一步，我建議食用「超級綠＝十字花科蔬菜」。每天固定吃超級綠，就可以感受到各種健康指標改善的效果，而方法就是後面會介紹的「Lively 活力排毒飲」。剛開始實踐時，你可能會覺得買菜、清洗、製作的過程很麻煩，但漸漸的就會從中獲得珍惜身體、活躍排毒系統後，生活充滿朝氣的特殊幸福感。這種幸福感會在我們一天天養成習慣的過程中，形成最大的動力。

當你一週製作一次活力排毒飲，並為了身體養成每天喝一杯蔬菜的習慣後，身體就會產生你從未想像過的變化。特別是你每天喝蔬菜時，最好可以認知到「這個食物會幫助我的腸道跟腸內菌」「這些蔬菜創造的穀胱甘肽會保護我免受身體產生的廢物侵害」。這些認知一點點累積後，你的身體將徹底感受到「我吃的食物將造就我」這句話的實際意義。這個經驗也會成為你為身體挑選食物的動力，並脫離只為滿足一時口腹之欲的境地。只有每日照護身體的習慣與正確的健康認知，才能幫助你克服用刺激食物緩解壓力、獎勵辛苦自我的這種普世價值觀。

在「想改變的習慣」上埋下新思路的種子

養成習慣後，再來就是創造新的思考迴路了。美食當前要一次就克服誘惑是絕不可能的，而且吃或不吃並不是重點，真正關鍵的，是你怎麼應對。人在心情好或心情不好時，都會想找東西來吃，在這種情況下我們要做的，不是自責「我連吃個東西都管不住自己」，也不是「反正我一定做不到，乾脆放棄算了」，而是要好好的觀察自己。

先退一步，了解自己在什麼時候無法克制吃的欲望、喜歡什麼味道，又是在什麼心情下吃東西。藉此稍微回顧一下我的故事；我在找東西吃的瞬間都有個共通點，就是感覺「世界不是繞著我運轉」。即使所有事情都不合我意，至少當天的晚餐我要自己決定，彷彿這是我人生僅存的主導權。這種情況下，也不會想跟別人一起吃飯，而是隨自己心意，不在意任何人的眼光，邊吃邊感受自己主宰了自我人生，這就是我吃東西的理由。一開始吃的時候因為好吃而感到開心，但吃飽到肚子快炸破的過程絕對稱不上快樂。想到隔天就無法這樣吃了，而且這樣隨興無拘束的時光過了今天就結束了，只好死命地抓住僅存的時間狂吃。

我的大腦迴路將「吃東西」跟「人生主導權」緊緊繫在一起。因為人生不如意而失去主導權的我，只能在「食物」上尋找絕對權力。「盡情吃→人生主導權→幸福」這種完全不同的概念，就在我錯誤的習慣當中，逐漸更緊密地相連結。如果你的狀況跟我類似，建議可以觀察一下自己跟「吃東西」結合一起的情感。許多無法控管飲食的人，都是為了填補卑微的渴望，或是對於不如意人生的補償心理，才去找「甜蜜又刺激的食物」。只有正視自己內心，並明確認知到該連結，才能改變思維。

到此，若已能掌握看待食物的思考迴路，接著就是改變的時刻了。你有什麼最想改變的飲食習慣嗎？試著思考看看。並同時想像一下，該食物對排毒系統會造成什麼威脅。

我最難戒掉的東西就是「糖毒素」。只要吃有嚼勁、酥脆的甜辣雞塊、軟嫩的鍋包肉、香酥的點心，就會被釋放幸福感的荷爾蒙多巴胺所蒙蔽。一邊發出「卡滋卡滋」的酥脆聲音，一邊將食物嚼進肚子裡，彷彿壓力也一併被嚼碎了，每次吃都覺得有種幸福與解放的感受。我的「酥脆＝幸福」的思考迴路太過根深柢固，就算我很清楚糖毒素的壞處，也無法戰勝想吃的欲望，一直到迎來將甜辣雞塊看作石頭的契機。

某次在盡情享用甜辣雞塊後，隔天去參加了一場研討會，偏偏談的主題正是「失智」。我平常最害怕的疾病就是失去認知能力的失智症，而研討會上不斷強調糖毒素是造成失智的致命毒素。在我看了失智病人的案例後，莫名感到前晚吃的甜辣雞塊正在啃蝕我的腦細胞，真恐怖。於是在這一天，我的腦子裡被強行鑲嵌了「甜辣雞塊＝失智」的思考迴路。在我產生該思維後驚喜的發現，不管是甜辣雞塊，還是鍋包肉，都不再那麼吸引我了。甚至從那天以後，我就再也沒碰過油炸食物了。

我建議各位也將這個方法套用到你想改正的習慣上。若只是「對健康有害」「毒素很多」等籠統的概念，絕無法建立強大的思考迴路。如前述，能夠讓你腦中浮現出自己最害怕的具體病名或症狀，才有實際效果。若有家族病史或因周圍人有該疾病而間接受苦過會更有效。例如，父母因糖尿病而腎臟敗壞導致洗腎，就可以建立「繼續吃甜食會洗腎」等十分具體又強烈的思考迴路。

當然，要固定並強化該思維需要時間。但在訂定對自己重要、有意義的思路後，就會自然而然見到全然不同的自己。

這兩種方法會成為你的武器，幫助你對抗「現實誘惑」，以利在日常中實踐到目前為止討論過的排毒解方。多虧領悟到這兩件事，我才能從折磨自己多年的暴飲暴食中解脫，並且告別一直無法戒掉的點心、甜辣雞塊。我仍然很喜歡吃，但已不再錯誤將「愛吃什麼就吃什麼」的心態視為掌握人生主導權與幸福感了。取而代之的是，認為自己吃的食物會對身體造成影響。

我花了很多時間才收獲這種觀念的改變。因此，就算一時失敗了，也不要放棄，當成是試錯的一部分就好。可以把這本書放在身邊，當覺得壞習慣再現時，就針對那部分重新看一次，只要每次都能從中發現一個感同身受的單詞，就可以一點一點地改變思考迴路。

改變健康命運的方法

說到「健康生活」的各種方法時，我很常遇到這種反應——「即使每天吃漢堡、可樂，也是可以活到 90 歲啊！」

的確有人即使不為健康做些什麼，也可以盡情吃且長命百歲。但這種話的問題在於，聽到的人會心想「是啊。大家不也活得好好的嗎……」，然後邊點炸雞外送。

當你內心受到動搖時，不妨想想看這個詞，就是「健康勝利失敗論」。

我很喜歡「神無法存在於任何地方，所以才創造了母親」這句話。父母對孩子來說是絕對的存在，但最近的孩子倒是都開始評論起自己的父母了。他們會用「勝利組」「失敗組」來形容，並按使用的語言忠實呈現其模樣；餵養、哄睡、拉拔孩子長大的父母，面臨被評估經濟水準的命運。光是如此已經夠令人哀傷，現在甚至出現了健康勝利失敗論。

話說，這是我們所有人都必須面對的現實。不同於經濟水準，我們的基因是天生的。當你看到「有人一生都吃漢堡、可樂過活，卻還是健康的活到 90 歲」「有人一餐吃了 10 公斤的烤腸，卻還是維持 49 公斤的好身材」等特例後，不禁會產生將一切合理化的欲望。你可能一邊想著「比起來我吃的那點程度只能算是小兒科」，一邊點外賣。或是「拜託，幹嘛活那麼久，就適當地享受後，再適時地死去不就好了」，接著繼續無極限地寬待自己。

我實在太了解這種心境了。這些也是在我差不多遺忘後，會再度找上門的心情。人類已演化成比起明日的安危，更重視滿足今日即時欲望的個體。因此為了摒棄眼前的欲望、不怕麻煩，並開始幫自己的身體刷牙排毒，你務必甩掉這種迷人的合理化思維。

來看一下，下述這個人是否為健康勝利組吧。

- 吃很多的蔬菜，並且抱持以傳統飲食為主的健康飲食習慣。
- 多虧每天運動，體脂分析肌肉多且體脂肪少，是標準的體型強人。

- 在健康檢查中，胃／大腸內視鏡、CT 都正常，沒有任何常見疾病風險，結果十分健康。
- 不容易感冒，身體更沒有任何不舒服的症狀，頂多偶爾消化不良。

究竟這個人算健康勝利組嗎？從外表來看的確很健康。但若再仔細觀察這個人的話……

- 雖然不太吃甜食、麵包或點心，呈現糖尿病的指數卻是「糖尿病前期」（糖化血色素正常值在 5.6，5.7 ～ 6.4 為糖尿病前期，超過 6.5 為糖尿病）。
- 在糖毒素檢查中幾乎可進到 1% 前幾名，風險指數非常高。
- 做了基因檢查後發現有一個特殊遺傳基因。該基因對失智風險影響很大，只要有一個，失智風險就會增加 3 倍，兩個則會激增到 12 倍。
- 在滿 30 歲的那一年，開始每天長出原因不明的紅疹子。

了解這些事實後，你還能說這人是健康勝利組嗎？即使不是失敗組，也絕對不會是「勝利組」。

這個人就是我。我一直以為自己很健康。人生的最大樂趣是喝酒、吃甜點，只偶爾做做運動。但是，在體認到自己沒有想像中健康後，感覺後腦勺被狠狠敲了一棒，衝擊不已。

「啊……原來我如果繼續懵懵懂懂地生活，身體很快就會壞掉了啊。」

我在鑽研新領域了解到的知識，讓我意識到過去未能理解的身體部分。除了自己的身體以外，也幫助我比起過往更理解病人的身體。

在此過程中，我察覺到我們的健康命運實際上存在兩個關鍵：第一是承自父母的「健康本錢」，即基因；第二則是調整該基因的「生活習慣」。

「健康命運＝健康本錢 X 生活習慣」

意思是，我們的健康命運是天生的健康本錢與生活習慣相乘，所反映出來的結果。深受我們信賴的**健康檢查，其實只是結合健康本錢與生活習慣製作出來、捕捉某個瞬間的截圖罷了。**特別是，健康檢查只將重點放在診斷出「疾病」上，因此難以用健康檢查的「異常值」去判斷你是否處於最佳狀態、是否正患上疾病等。此外，健康檢查並沒有執行重金屬與環境荷爾蒙等各種汙染源的相關檢測，因此很可能低估生活習慣所產生的各種問題。

不如單純這樣想吧。我們目前居住的地球與 100 年前的地球是否相同？所有食物的源頭——大海與土壤正被各種汙染物質覆蓋。淨水器過濾出的汙染物質單位為奈米，但比這還小的汙染物質實際上多不勝數。

現在我想問問各位。你的健康命運是何種狀態呢？若非健康勝利組，是否正為了改變健康命運而養成良好的生活習慣？還是運氣很好的成了健康勝利組？然而，在地球被如此玷汙卻仍吃著各式各樣食物的情況下，你是否有「健康勝利組」的資格永遠不會被汙染的自信？

我如果沒有意識到這些，只是按著過去的習慣生活，光是想像未來的樣子就覺得頭昏腦脹。假使我不知道自己的身體其實比別人更承受不起毒素，而只盡情吃各種甜點或炸物的話，大概在 60 幾歲的年齡就會開始失智了。

你呢？是不是覺得雖然目前身體狀態與一年前明顯不同，但畢竟上了年紀別無他法，就一概略過了？看到健康檢查結果落在「安全範圍」內，就裝作不知道身體傳遞的各種訊號？希望各位都能稍微想一下。如果你已經感受到身體傳遞的訊息，請務必改正自己的行為。

如果你打算改變健康命運，我想先強調以下三件事情。

第一，我們的健康本錢各自不同。有些人是健康勝利組，只要稍微努力點就好；有些人則是健康失敗組，要真的很努力才能有好的結果。每個人出生條件不盡相同，因此建議不要對現實感到忿忿不平，去接受它就好。而了解自己的起點，不過是改變命運的第一步罷了。

第二，不管你是勝利組還是失敗組，都可以透過生活習慣改變命運。我不會否認努力有分程度。我也是那種為了維持健康的身體，必須付出巨大努力的類型，但請記得，根據你養成的生活習慣，勝利組可能提早崩壞，失敗組也可能健康的活到百歲。

第三，改變健康命運的習慣中，我最想強調的，是對身體的刷牙，即排毒。

這也是我為了改變自己並非健康勝利組的命運，而最先訂定的習慣。希望各位也可以藉這本書制定的「排毒」習慣，踏出改變健康命運的第一步。

拯救身體的解毒關鍵——十字花科蔬菜

若已制定好贏過現實誘惑、不為其動搖的策略，現在正是跟各位介紹最有效排出毒素密技的絕妙時機。

這個排毒密技是幫助前述身體「養成習慣」的最佳方法。我為了幫助身體的排毒系統，不斷思考、嘗試在日常中可實踐的方法，但沒有一個能像它一樣，既不難，還可以快速看到效果且具備骨牌效應的方法了。

這個密技就是「Lively 活力排毒飲」。我在 4 年多前試圖針對健康的飲食控制找出解答，而找到的其中一個解方即是「十字花科蔬菜」。不過，即使知道十字花科蔬菜對身體好，也沒辦法每天把它們當小菜或料理吃。因此我在琢磨是否有能每天吃這些良好蔬菜的方法時，想到了可以「活力排毒飲」的型態來享用。

每天打蔬菜來喝會更好，但對要工作又要讀書，根本沒時間的我而言，需要更簡便的方法。因此我找到**一週打一次，並且可以喝一星期的方法與材料。**創造健康腸內菌叢的重點在於「多樣性」，你不能一直只吃一種蔬菜，所以我開始變換蔬菜種類，增加多種配方。

最初我以酪梨版本為主，但很多人其實對酪梨過敏，也有人擔心環境破壞等問題，因此為了找到可以替代的材料，我進行了多次實驗。之後陸續在網路上介紹了小黃瓜版本、櫛瓜版本、加入甜菜的紅寶石版本等。也曾藉助與我一同實踐活力排毒飲的人的點子，合力推出了孩子也可以輕鬆飲用的粉色與金色版本。

我在製作各種版本配方的同時，有個希望遵守的原則，就是避開含有許多果糖的「水果」。

「果糖」不同於身體的主原料——葡萄糖，它無法運用在身體的各個組織上，因此大部分必須在肝代謝掉。所以果糖吃太多，必然會讓排毒系統——肝承擔太多工作。因此，我在研究有益身體可以每天飲用的活力排毒飲時，想到應將果糖的含量最小化。所以，初次加入含果糖的根莖蔬菜甜菜的紅寶石活力排毒飲配方，也是經過一番苦惱後才確認配方。甜菜所含的

「甜菜鹼」(betaine)成分的功效非常特別，因此雖然考慮到含有果糖，但我還是將它編入活力排毒飲的食材。該成分在調整基因表現上扮演很重要的角色。「基因表現調整」對所有人來說都很重要，但尤其對準備懷孕者、孕婦與生產後等面臨生命變化時期、30 歲後的女性來說，特別有幫助。

以單純的「每天飲用一杯十字花科蔬菜吧！」想法開始的「Lively 活力排毒飲」，四年多來獲得許多人的鼓勵與回饋，也多虧如此才能像現在這樣，以各種配方的型態成為許多人的日常習慣。

固定喝 Lively 活力排毒飲的人都告訴我，他們即使沒去醫院檢查、治療，也有很多症狀好轉了。此外對開始副食品的孩子來說，活力排毒飲也成了他們吃飯時愉悅的好夥伴。從小吃十字花科長大的孩子的母親紛紛表示，孩子比較不會時不時生病，排便也是漂亮的香蕉模樣，也養成了親近蔬菜的健康飲食習慣。當我看到這些訊息後就開始想，若孩子能從尚未養成固定口味就開始持續喝活力排毒飲，應該會很有幫助。在這個過程中誕生的，正是「Lively 活力排毒飲・寶寶版本」。

兩歲以下的孩子腎臟功能尚未發展完全，因此我不是很確定是否該使用甜菊等甜味劑。此外孩子也不像大人一樣，會從飲食或零食中攝取過量的果糖，所以我判斷比起甜味劑，少量的水果應該更安全。同時，稍微大一點的小孩或成人，喜歡「小孩口味」的人還不少。這些人看到 Lively 活力排毒飲配方後的第一句話通常是「好像不好喝⋯⋯」「這是什麼味道啊？」為了讓這些人也能毫無負擔的以親近一點的口味開始活力排毒飲生活，我在各個版本中加入適合的水果，製成了寶寶版本。

其實在這過程中，我覺得自己打破一開始製作 Lively 活力排毒飲所秉持的「無水果活力排毒飲」原則，所以有些過意不去。不過看到透過寶寶版本，有更多的寶寶、孩子以及成人，都能更輕鬆的開始喝活力排毒飲，也讓我重新意識到，比起「我自己的原則」，「各自盡己所能」才是開始健康生活的最佳辦法。

因為蔬菜腥味覺得不好喝就事先放棄的人，建議可透過含有水果的寶寶版本，先習慣蔬菜的味道。當你跟蔬菜的味道越來越親近後，就會發生非常驚人的變化。你會莫名覺得以前吃的食物變甜很多。你會從沒有任何味道的蔬菜上，漸漸感受到隱約的甜味。為什麼會這樣？這是因為我們舌頭上感知味道的細胞「味蕾」適應了。若持續食用甜味，舌頭的細胞就會適應強烈的甜味。在這個過程中，你對甜味的敏感度會下降，感受到「甜」的甜味閾值也會逐漸升高。因此經常吃甜食的人不會認知到甜食有多甜。相反的，若減少甜味，情況就會變得不一樣。我們舌頭的細胞感受甜味的敏感度增加，所以即使只有一點甜味，也會覺得很甜。

習慣刺激食物味道的人在喝活力排毒飲時可能會覺得索然無味又苦澀，這是因為感受活力排毒飲內甜味與各種多采多姿口味的舌頭變遲鈍了。這些人光喝一杯活力排毒飲，就會急著想去喝其他口感更豐富的東西。但只要像這樣一兩個月改變口味，你就會開始覺得之前吃的東西大部分都過甜或過鹹。這時，除了甜味劑外，你應該連水果都不會想放進活力排毒飲裡了。我也是想避開果糖卻又喝不太下無甜味活力排毒飲的類型，所以也曾一定要用到阿洛酮糖或甜菊糖。不過隨著時間經過，我漸漸開始減掉放入活力排毒飲的甜味劑量，現在已經覺得放甜味劑會太甜而喝不下去了。這個變化連我自己也感到不可思議。

「每天」的力量比想像中還要巨大。快來與「每天實踐的習慣」——活力排毒飲一起改變我們的一天吧。

保養身體的每日習慣

在正式介紹 Lively 活力排毒飲之前，想跟各位分享一下某個有趣的心得。這是半年期間喝 Lively 活力排毒飲的恩靜的故事。一週最少吃 1 公斤蔬菜，半年最少吃 26 公斤蔬菜的恩靜，在六個月期間會有什麼變化？

根據恩靜的回答，她實際上並沒有感受到任何變化，這著實令人意外。她平常還算喜歡蔬菜，透過 Lively 活力排毒飲增加十字花科蔬菜攝取量，且活力排毒飲也合胃口，所以持續喝了半年。

關於恩靜毫無變化的原因，我推測如下。她只是固定喝活力排毒飲，其他飲食習慣卻都一模一樣。她會以「既然我有在吃健康的食物，吃一點應該還好吧！」來合理化欲望，導致自己吃了更多不好的食物，戒不掉吃消夜或壓力性暴飲暴食等習慣。對於能持續喝活力排毒飲半年、某種程度上有執行力的恩靜而言，她欠缺了哪個部分呢？

先來聽聽那妍的故事吧。

那妍最愛的食物是辣炒年糕與鯛魚燒。「壓力就是要靠甜滋滋的點心來消除」已是當然的公式。與其不吃讓自己有壓力，倒不如吃了之後讓自己馬上開心起來。她在生產與開始育兒後沒有時間照顧自己的身體，自然大部分吃的都用外送解決，這就叫「專業外送族」。擁有這種飲食習慣的那妍有很多不舒服的症狀，這些症狀也一點點侵蝕她的生活。除了已進入第14年的鼻炎外，她還深受慢性疲勞、偏頭痛、生理痛、皮膚問題等各種發炎所苦，其中最折磨人的是腸躁症引起的腹瀉。特別是最近一年半期間，每天都在拉肚子。雖然去了醫院，但只得到難以治癒的回覆，並拿個藥就回家了。就這樣持續腹瀉的某一天，她從廁所走出來，眼前突然一片黑暗，醒來時已經躺在醫院的病床上。

檢查後發現，她的血紅素指數是8（未滿12的話即為貧血），有很嚴重的貧血。醫師推測原因是因為慢性腹瀉的關係，導致無法吸收鐵質。那妍開始覺得不能再放任身體壞下去，而決定照顧好自己的身體，並在線上搜尋資料時發現我的部落格。

那妍看了我的文章後，戒掉麵粉、乳製品、糖、加工食品等，並為了幫助排毒第1步的胃酸分泌，開始喝稀釋的蘋果醋，並同時喝起Lively活力排毒飲。她在開始吃健康食物後，也自然的開啟自炊生活，料理時為了減少糖毒素，主要以蒸、煮、燙等方式烹調。一邊試錯一邊慢慢累積經驗之後，跨越「料理白癡兼專業外送族」晉升到「專業自炊族」了。

在歷經九個月的長征後，那妍的身體有什麼變化？軟便、腹瀉已完全消失，大便也轉為健康的香蕉模樣。折磨她 14 年的慢性鼻炎也不見了。此外，除了矯正貧血外，她也改善了生理痛、肌肉痛、皮膚問題，而且不再有慢性疲勞了。

恩靜與那妍的差異是源自哪裡呢？

我是在那妍記錄找回健康的部落格中發現差異的。

若想擺脫像迴圈般不斷重複的（症狀→去醫院→藥物治療）過程，就必須找出並減少讓身體過度產生發炎反應的原因。矯正飲食與生活習慣的理由已經很明確。

對恩靜來說，Lively 活力排毒飲是攝取平常不太吃的「十字花科蔬菜」的替代方法，對那妍則是矯正減少發炎的飲食、生活習慣過程的一部分。這種想法差異自然會反映在行動的差異上。恩靜吃消夜、引起發炎的食物等飲食習慣並沒有太大的改變，那妍則將整體飲食習慣改為健康的自炊方式。

我並非想透過兩個人的故事告訴各位「若要健康，就必須徹底改變飲食習慣」。而是想說「對自己的意義」之間的差異，會帶來完全不同的結果。

希望閱讀本書的各位，也能**從單純認為 Lively 活力排毒飲是「能持續食用十字花科蔬菜」方法，進展到「幫助排毒系統正常運作，並清除廢物的習慣」**。這小小的認知讓我每次在喝 Lively 活力排毒飲時，都會將思考延伸至身體的毒素與排毒系統，並將該觀念努力深耕後，衍生出不希望再在已清掃過後的身體內放入毒素的心情。

像這樣把注意力放在身體上，即使是小的變化也會映入眼簾。像是緩解搔癢、減輕疲勞等改變，你會開始觀察不去認知就容易錯過的身體變化，並一點點感受到飲食習慣與身體之間的緊密關聯。這個小小的成功經驗會成為你在疲憊的日子也願意做飯的動力，覺得厭煩也願意花時間打活力排毒飲來喝。隨著歲月累積，希望除了這本書所介紹的人和看過本書的人之外，也能一傳十、十傳百地讓更多的人體驗健康所帶來的重大變化。

有人曾經告訴我——過去從未徹底照護並觀察自己的身

體，覺得再這樣下去會出事進而開始。但不知不覺間，製作活力排毒飲的時間成了愛護自己的時光，身體也多虧如此變得更健康，但最重要的是，他似乎變得更珍惜、更愛自己了。

對跟了我許多年的人來說，活力排毒飲已不知不覺變成「珍惜、愛護自己而遵守的日常」。

本書講述的各種內容目的，最終只有一個。希望在這裡介紹的排毒系統相關情境，至少能有一個讓各位產生共鳴，並具體引領各位產生「我的排毒系統這裡很弱，所以這個應該很有益」或「原來和我有類似症狀的人是用這種方法好轉的。那我也來試試」等想法，而非單純提供「這樣做對身體好」等模糊的健康資訊。

希望「排毒五步驟」與「Lively 活力排毒飲」都能在各位心中扎根，並獲得良好應用。

Lively
活力排毒飲配方

排毒密技「Lively 活力排毒飲」！希望各位至少都試一次看看。那麼接下來，就要來介紹 Lively 活力排毒飲的配方與製作方法。你可以在一開始先跟著配方做個兩三次，等到比較熟悉之後，再自行加想要的食材，或是更改食材，以多元的方式應用。

但在那之前，建議可先觀察活力排毒飲的配方組成，交替喝過各種版本後，會更有幫助。

這裡介紹的 Lively 活力排毒飲配方如前述，可一週做一次，並冷藏保管一週。若是在夏季，建議最好在 5 ～ 6 天內盡快喝完。製作一次總共約有 1.5 ～ 2 公升，若一次一杯是 250 ～ 300 毫升的分量，那麼 7 杯即是一週的分量。

不同的 Lively 活力排毒飲配方各自含有兩種豐富的十字花

科蔬菜，並多加了能增添味道與提升營養多元性的蔬菜。

蒸十字花科蔬菜的時間

十字花科蔬菜除了蘿蔔硫素外，也含有促進產生穀胱甘肽等重要的活性成分，因此有研究探討根據調理方法不同該活性成分質量的變化，而最推薦的方法是「蒸」的方式。在以各種方法調理十字花科蔬菜後測定活性成分質量的實驗中，保存最多活性成分的其中一個方法即是「蒸」。另一個方法則是「炒」，用炒的方式烹煮料理時加入十字花科蔬菜也是不錯的攝取方式。

蒸蔬菜時請記住**「不要蒸超過 5 分鐘」**。

以前流行過「排毒果汁」，是一種將番茄、青花菜、高麗菜等煮熟後打來喝的果汁，但實際上經過如此長時間的加熱調理後，十字花科蔬菜的有益成分會全部消失。用水煮的也是一樣，若將十字花科蔬菜放進水裡煮，親水的活性成分會滲入水中而全部流失。因此若想充分攝取十字花科蔬菜的有益成分，請務必記住「不要蒸超過 5 分鐘」。

蒸好十字花科蔬菜後用冷水洗過

冷水洗過是指將蒸過、熱燙的十字花科蔬菜用冷開水降溫的過程。若有細分食材，或是每天打來喝的話，這部分可以省略。Lively 活力排毒飲是一週做一次喝七天，為此，一週內活力排毒飲都不能變質。改變食材味道、顏色，最具代表性的因素是「熱」。若蒸好十字花科蔬菜後不用冷開水冷卻而直接攪打的話，蔬菜殘餘的熱度會改變其他食材的味道，特別是酪梨版本中經常出現褐變。因此蒸好食材後建議一定要用冷開水冷卻，再進行攪打。

檸檬汁

可以直接將檸檬削過後放入代替檸檬果汁，或是榨出檸檬汁後加入也行。其實這樣味道會更好，不過做起來比較繁複，所以我比較常使用 100% 的有機檸檬汁。

食物調理機

很多人會問「可以使用榨汁機嗎？」可惜的是，榨汁機在榨汁的過程中會把蔬菜內含有的豐富膳食纖維給過濾掉。為了能一起吃下珍貴的膳食纖維，建議用食物調理機代替榨汁機。

阿洛酮糖與甜菊糖

關於代糖的安全性有許多爭議。就連原先被認為安全的赤藻糖醇，最近也在研究中被發現與心臟病有所關聯。當然，甜味本身是讓吃東西成癮的主犯，因此必須逐漸減少攝取，但你不可能一開始就徹底改變。此外對有糖尿病、糖尿病前期、脂肪肝、胰島素阻抗等問題的人而言，「果糖」即是毒，所以使用代糖是有幫助的。

那麼眾多代糖中，至少還算安全的有哪些？正是天然甜味劑甜菊、阿洛酮糖、羅漢果糖等。羅漢果糖的甜味重，調整上比較有難度，因此經常會跟人工甜味劑赤藻糖醇混用，所以我比較推薦使用甜菊糖、阿洛酮糖，分量上「阿洛酮糖 1 大匙＝100% 純甜菊糖 90mg」。對於使用代糖有所顧慮的人，若是平常不會攝取過多的果糖和糖，或可選用寶寶版本的配方。

酪梨版本

在加酪梨的版本中，「淡綠活力排毒飲」是我最推薦給入門者的配方。只要在酪梨、高麗菜、青花菜、檸檬汁中加入甜味，就會有奇異果的味道，很神奇。多虧酪梨，不難下嚥，喝得無負擔。

有些人可能會擔心加三顆（約 360g）酪梨熱量會太高，但若將三顆酪梨分成七杯，實際上一杯連半顆都不到。一杯大約 100 大卡，酪梨的健康油脂除了可促進膽汁分泌，也有助於身體吸收植物所含的「植化素*」等有益成分。

此外，酪梨版本也因為酪梨的關係可維持較長的飽足感，並含有大量的纖維，早上吃剛剛好。

如果你想跟未滿兩歲的孩子一起喝，或是還未適應只有蔬菜的活力排毒飲，可以參考後面介紹的寶寶版本配方。

註

*phytochemical：水果、蔬菜、豆類等植物中自然產生的生物活性化合物，且會決定生物的色、香、味。提供人體抗氧化、抗發炎、抗癌等各種健康益處，在免疫力強化與慢性病預防方面擔任重要角色。

淡綠活力排毒飲（約2ℓ）

高麗菜	300g（蒸4～5分鐘）
青花菜	200g（蒸2～3分鐘）
酪梨	3顆（約360g）
檸檬汁	90ml
阿洛酮糖	3～4匙
水	750ml

綠色活力排毒飲（約2ℓ）

青江菜	300g（蒸2分鐘）
青花菜	200g（蒸2～3分鐘）
酪梨	3顆（約360g）
檸檬汁	90ml
阿洛酮糖	3～4匙 （= Better Stevia專用匙6～8匙）
水	750ml

阿洛酮糖1大匙＝100%純甜菊糖90mg

芹菜淡綠活力排毒飲（約2ℓ）

高麗菜	300g（蒸4～5分鐘）
青花菜	200g（蒸2～3分鐘）
芹菜	200g（燙1～2分鐘）
酪梨	3顆（約360g）
檸檬汁	90ml
阿洛酮糖	3～4匙
水	750ml

高笑美活力排毒飲（約2ℓ）

青江菜	300g（蒸2分鐘）
花椰菜	300g（蒸2～3分鐘）
菠菜	200g（燙30秒～1分鐘）
酪梨	3顆（約360g）
檸檬汁	90ml
阿洛酮糖	3～4匙
水	750ml

櫛瓜版本

酪梨從營養學上來看是益處良多的食物，但其實也有不少人對它過敏，或基於環保問題而有所顧忌。櫛瓜版本就是為了這些人所準備的。櫛瓜也是在營養學上十分有益處的食物，富含各種維生素與礦物質，還有豐富的名為果膠的膳食纖維，是腸內菌的優良食物。櫛瓜含有各種活性成分，並有研究指出具備抗氧化與抗癌作用，可協助減少我們急欲去除的「活性氧」。

櫛瓜只要像我們平常料理使用的那樣弄熟後使用即可。櫛瓜版本大部分會加番茄，若是不喜歡番茄，也可增加櫛瓜的量來代替。

櫛瓜的花應是粉色或金色。我對入門者推薦最多的，除了淡綠就是「粉色」了。因為顏色很漂亮，所以在製作時、攪打時，視覺上的滿足程度極高。

我在苦惱粉色與金色版本時，初次思考起視覺上的刺激。特別是很多小孩其實討厭綠色，讓媽媽們吃了不少苦頭。因此為了做出色彩好看、味道也好的活力排毒飲，這是我經過各種嘗試後苦思出來的配方。

在粉色與金色的色彩上番茄占很大的比重，因此如果希望打出好看的顏色，建議使用熟透的紅色番茄。若使用尚未熟透的綠番茄，金色的色澤就會更接近淡綠，而且加入綠番茄的味道也不太一樣，因此我會比較推薦使用成熟的番茄。

番茄是著名的健康食材，不用特別說明營養學上的益處，大家也都清楚。番茄具備各種生物活性，但其中最重要的效果正是減少活性氧、提高身體抗氧化力的部分。

有一說是番茄煮熟後再吃養分較好吸收，這說法對也不對。若是進行各種抗發炎、抗氧化作用的脂溶性營養素，吃煮熟的較佳，若是水溶性維生素等水溶性營養素，則趁新鮮生吃較佳。從營養學層面來看，當你蒸櫛瓜時，若能跟番茄一起蒸來吃會更好。不過，熟的番茄有種特別的味道，不喜歡這種味道的人放入新鮮的生番茄也無妨。我因為不喜歡這種味道，所以會以放入生鮮的番茄為主。

同時，粉色與金色版本最大的優點在於搭配櫛瓜與番茄的甜味，因此幾乎不需要添加甜味劑。當你習慣活力排毒飲之後，建議可試著在櫛瓜版本中減少甜味劑的使用。

粉色活力排毒飲（約2ℓ）

花椰菜	300g（蒸2～3分鐘）
紫甘藍	約300g（蒸4～5分鐘）
櫛瓜	1條（蒸4～5分鐘）
番茄（生鮮的或蒸過）	300～500g
檸檬汁	60ml
阿洛酮糖	2匙
水	500ml

金色活力排毒飲（約2ℓ）

花椰菜	300g（蒸2～3分鐘）
大白菜	約300g（蒸4～5分鐘）
櫛瓜	1條（蒸4～5分鐘）
番茄（生鮮的或蒸過）	300～500g
檸檬汁	60ml
水	500ml

*甜味不夠可以加1匙阿洛酮糖

紅寶石版本

紅寶石版本是應用「甜菜」的配方。南瓜、地瓜、紅蘿蔔、甜菜等根莖蔬菜，是經常被用於各種活力排毒飲的食材，由於根莖蔬菜含有許多糖分，長期以來我一直固守著不在每天喝的活力排毒飲中放入這些蔬菜的原則。但甜菜比起其他蔬菜，擁有更多身體必需的營養素，因此我便將它選為活力排毒飲的食材之一。

改變我想法的成分叫作甜菜鹼，這個成分是身體在進行排毒與基因調節的重要過程中會用到的營養素。首先，許多研究指出，排毒過程中有許多肝病相關因素。非酒精性脂肪肝中，補充甜菜鹼時除了可以減少肝累積的脂肪，也可以起到抗發炎的作用。在酒精性脂肪肝中也可以防止酒精引起的穀胱甘肽不足，並提升肝細胞的抗氧化能力。

另外，其中一個最重要的作用為「基因表現調整」，在甜菜鹼起作用時產生的物質會像開關一樣運作，並決定打開、關閉哪些基因。並且在最終透過開關這些基因，來調整身體的機能。

我們的人生週期中，有個「基因表現」特別重要的時期，就是懷孕的期間。因此，紅寶石版本也算是為了我自己在未來懷孕期間所設計的配方。我之所以會跟孕婦如此強調葉酸，也是因為它會被應用在製作該「開關」的過程的緣故。

這個「基因表現調整」並非僅限於孕婦，而是所有人都會發生。這對希望調整好基因表現並健康生活的人而言是必要的營養素。因此當你按種類飲用 Lively 活力排毒飲時，請務必將紅寶石版本包含在內。

只不過有一點，甜菜內除了甜菜鹼之外，也含有許多「草酸」（Oxalate）成分。身體容易長結石的人若吃太多草酸，可能導致結石生成。最具代表性的就是含有許多草酸的蔬菜——菠菜與甜菜等。若曾有過腎結石、尿道結石，或有家族病史的人，最好不要大量食用含有許多草酸的食物。但沒長過結石的人，只要不要過量，即使每天都吃這些蔬菜，並不會有太大的問題，因此不用太過擔心。不過，比起只喝紅寶石版本，建議可多個版本交替飲用。這邊要再強調一次，多樣性是維持腸道健康最重要的因素之一，所以希望各位可以嘗試各種版本。

就口味來論，紅寶石版本隱約有點甜，味道很不錯。這是因為甜菜內含些許糖分的關係。這個版本沒有使用甜味劑，可以盡情飲用。若是剛入門活力排毒飲的人，可在淡綠、粉色、紅寶石等版本中選擇最吸引你的來享用。

紅寶石活力排毒飲（約2ℓ）

大白菜	約500g（蒸4～5分鐘）
青江菜	300g（蒸2分鐘）
櫛瓜	1條（蒸4～5分鐘）
甜菜	400g（蒸10分鐘）
檸檬汁	120ml
水	500ml

讓孩子與蔬菜親近的祕訣

Lively 活力排毒飲除了可幫助孩子整體的排毒系統外，也可幫助奠定孩子喜愛的口味。大人中也有喜歡「小孩口味」的族群，這些人喜歡甜鹹的食物，完全不吃蔬菜。雖然其中偶爾也有人是會強烈感覺到蔬菜苦味的「超級味覺者」，但大部分人太常吃甜食，導致感受甜味的閾值較高，對甜味的感受就變得很遲鈍。相反的，由於不常暴露於苦味下，對蔬菜的苦味十分敏感。也因此，吃蔬菜時只會感到強烈苦味，導致臉都皺成一團。所謂的口味，其實就是習慣創造的產物。

藝琳的媽媽在介紹這位四歲的小小孩時，說她是「地球上最不愛吃蔬菜的小孩之一」。只要是綠色的食物就絕對不吃，即使把蔬菜切成小塊放到飯裡，也會統統吐出來，藝琳的味覺十分敏感。不過媽媽希望養成她健康的飲食習慣，因此下定決心讓她喝 Lively 活力排毒飲。但這真的有可能嗎？

藝琳媽媽非常了解她的狀況，一開始的兩週間，媽媽跟爸爸只是喝著活力排毒飲，並展現出很好喝的樣子給藝琳看，但一口都沒叫她喝。如果她問在喝什麼，他們就回答蔬菜活力排毒飲。兩週後，他們讓她嘗試用舌頭舔一下活力排毒飲，跟「活力排毒飲親親」，能做到的話就送她巧克力，這時期的活力排毒飲充分熟透，也幾乎沒有十字花科蔬菜的腥味，還放入足夠的甜菊，做成甜甜的口味。就這樣過了一週，使孩子對蔬菜活力排毒飲的味道稍微放下戒心。之後他們開始加入孩子喜歡的藍莓、草莓、芒果等豐潤甜蜜的水果，並在每一湯匙的活力排毒飲裡放上一個水果吃。一開始他們把水果切得大大的，之後再漸漸減少水果丁的大小。這時絕對不能著急，他們預估了大約兩個月的適應期，並一點一點地給予變化。終於在最後階段，嘗試只餵活力排毒飲。

藝琳是否會飲用活力排毒飲？在經歷四個月的嘗試後，藝琳變成只要有喜歡的水果，就會願意喝活力排毒飲的孩子了。

很令人驚訝吧！我的腦子永遠不會忘記這個故事。擔憂孩子不吃蔬菜的後果，卻仍持續抱持著耐心等待孩子、在身邊堅持的父母，他們的嘗試與對孩子的愛，讓孩子與蔬菜之間巨大又堅硬的高牆應聲倒下。口味改變對孩子帶來多大的影響，答案已不言而喻。這會幫助孩子建立多元的腸內菌叢，並讓腸道蠕動更加活躍，也能清除身體各處的廢物。

從小就開始餵孩子活力排毒飲的媽媽都會說類似的話——孩子不太會感冒，即使感冒了也都很快就好了。

清除身體廢物可為孩子帶來免疫力上驚人的改善。

除此之外，如果孩子光是碰到活力排毒飲就避之唯恐不及，在看到媽媽親自製作並美味喝下的模樣後，會一點一點地開始願意飲用，而適應該口味的孩子甚至也會要求喝媽媽正在喝的活力排毒飲，而且覺得好喝。這些驚人的變化層出不窮。這些孩子與不吃蔬菜的孩子從口味上就不太一樣。像這樣養成的飲食習慣，對孩子建立健康的身體與心靈有很大的幫助。因此我只要看到從小開始喝活力排毒飲長大的孩子，就會不自覺地說：「你真的要好好感謝媽媽。」

如果有孩子的話，且年紀尚小，建議一定要嘗試看看。從小到青少年為止，孩子必須為良好的成長養成正確的飲食習慣。若你有很小的小孩，在開始吃副食品，並完成針對各種食物的過敏測試，來到可以吃各種食物的時期後，這時開始喝活力排毒飲會非常有幫助。從這個時期開始的話，起點會稍微順遂些。

若自己是「小孩口味」或老公是如此的話，也可以在一開始從寶寶版本等較甜的活力排毒飲開始。稍微增加一點水果量，慢慢起步也很好，最重要的是持續。當你更親近蔬菜的味道後，就不會再這麼需要甜味了。

應該給孩子喝多少活力排毒飲？

如果你打算跟孩子一起喝活力排毒飲，可能會很好奇應該給孩子喝多少、又該喝多少量。若是非常小的小孩，在吃副食品時給予小菜或一起喝的果汁、牛奶左右的量（約 120～150ml）即可。比較會吃的孩子可喝稍微多一點，但可以看孩子的大便狀態來判斷是否適當。若蔬菜攝取量比腸道可消化的量要多，孩子就可能呈現腹瀉或脹氣等難受的模樣。若非如此，就不用特別擔心量的問題。孩子在吃飽後不想吃的反應會比大人更明顯，因此在吃天然飲食時不太會有吃太多的問題。

Lively 活力排毒飲配方·寶寶版

Lively 活力排毒飲寶寶版本是針對目前太小還不能吃甜味劑的孩子，或是只要講到「蔬菜活力排毒飲」就會皺起眉頭、喜歡「小孩口味」的人的版本。若是平常不太攝取果糖、砂糖的人，想要用水果代替甜味劑，也可以活用這個寶寶版本。

我選擇配合各個版本的不同食材口感、好吃的水果來製作配方。如果你有其他喜歡的水果，當然也可以替代使用。若在一開始不太能接受蔬菜活力排毒飲的味道，可稍微再增加一點水果的量，但希望你在熟悉後，可一點一點地減少水果的量。

寶寶淡綠版本中，比起青花菜，使用了味道更清新的青江菜。一次一杯為 250 ～ 300 毫升，合計七次的分量，每杯的糖類約含 5.5g。可在開始吃副食品後完成過敏測試，再開始搭配用餐享用。

寶寶淡綠活力排毒飲

（約2ℓ）

高麗菜	300g（蒸4～5分鐘）
青江菜	300g（蒸2分鐘）
酪梨	3顆（約360g）
檸檬汁	120ml
蘋果	80～120g
鳳梨	80～120g
香蕉	120g（1根）
水	750ml

寶寶粉色活力排毒飲

（約2ℓ）

花椰菜	300g（蒸2～3分鐘）
紫甘藍	約300g（蒸4～5分鐘）
櫛瓜	1條（蒸4～5分鐘）
番茄（生鮮的或蒸過）	300～500g
蘋果	120～160g
香蕉	160g
水	500ml

Q & A

Dr. Lively
為您解惑

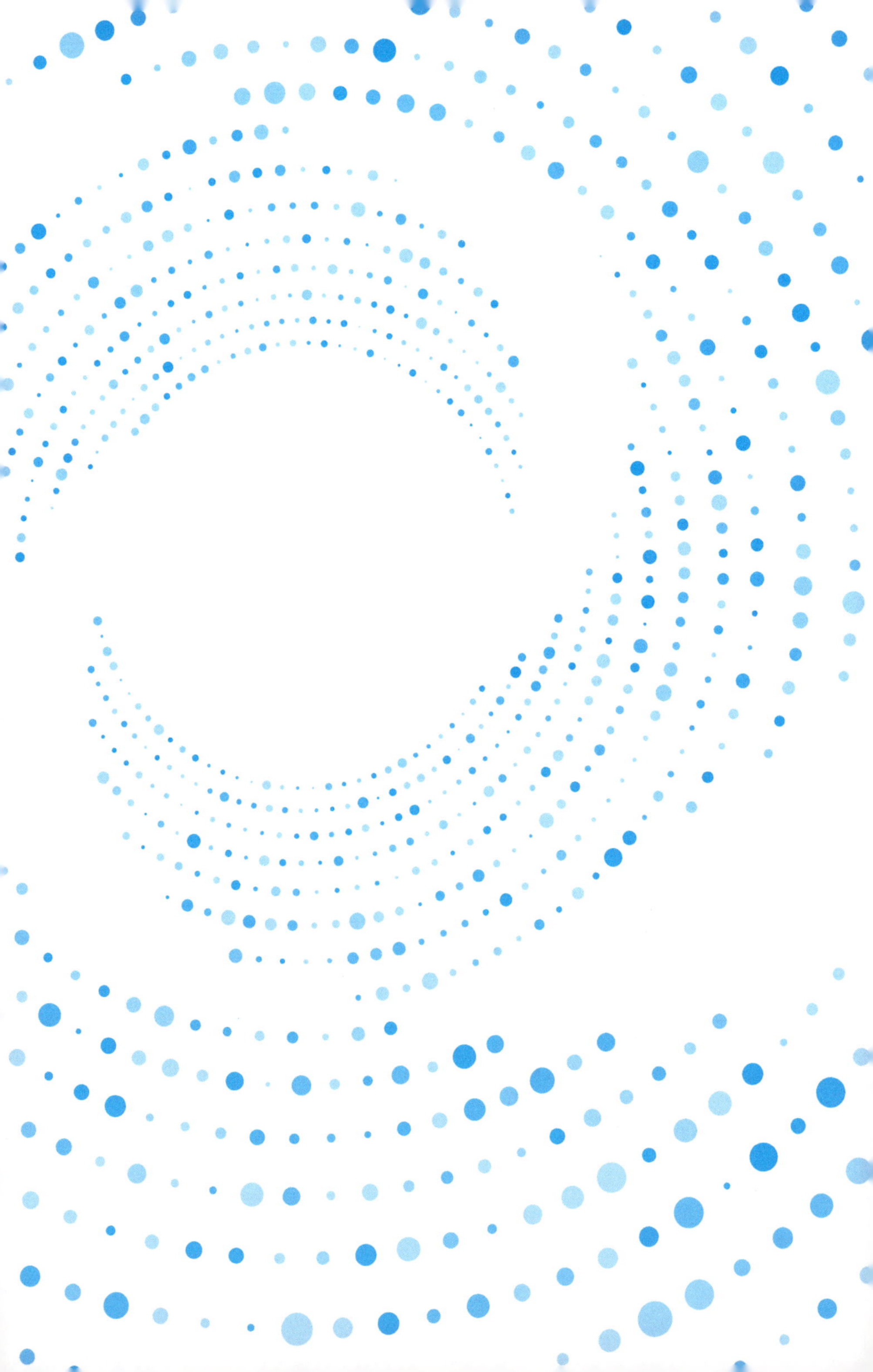

常見問題

Q 我喝活力排毒飲後覺得胃不舒服，還長疹子。

這時請先確認該症狀是否反覆發作。如果反覆發生，就有很高的機率是你對活力排毒飲的某個食材過敏。這時可個別食用活力排毒飲的食材，測試是哪種食物引起過敏反應。最常引起過敏的有酪梨跟番茄。若有引起過敏反應的食物，建議可食用沒有該食材的版本。

有時即使不是過敏，也可能覺得胃不舒服或長疹子。對在喝活力排毒飲前幾乎沒怎麼在攝取蔬菜的人來說，若長疹子，可能是因為突然攝取蔬菜導致腸道環境改變而產生的症狀。這些人在喝活力排毒飲時，建議可從少量開始，給腸道一點適應的時間，之後再慢慢增加飲用量。

Q 孕婦、小孩也可以喝嗎？

只要看 Lively 活力排毒飲的食材就可以知道，全都是優良蔬菜的組合。孕婦或小孩食用都是無害的，而且活力排毒飲含有的蘿蔔硫素有抗氧化、抗發炎的作用，並可在形成胎盤的過程中，減少「氧化壓力（廢物）」給身體帶來的負面影響。研究對象數雖少，但研究結果也顯示，12 名患有子癲前症*的孕婦，其血壓在透過青花菜萃取物攝取蘿蔔硫素後下降。

仔細觀察活力排毒飲食材會發現，幾乎大部分都是孩子的副食品材料。你可以在各個食物的過敏測試結束後，開始跟孩子一起飲用。不過阿洛酮糖、甜菊糖等代糖對太小的孩子的安全性不夠明確，建議可像寶寶版本一樣添加水果攪打。

Q 活力排毒飲在什麼時候喝比較好？

活力排毒飲可按照你自己的喜好進行各種應用。如果你平常會吃早餐，當早餐食用恰如其分。早餐的菜單是左右你一整

註

*Preeclampsia：伴隨高血壓的妊娠併發症，又被稱作妊娠毒血症。

天會在劇烈的血糖雲霄飛車中，還是平穩飽足感中度過的重要關鍵。若早餐吃麵包、年糕、玉米片等精製碳水化合物，血糖就會產生劇烈上升又下降的「血糖震盪」，並在吃完沒多久就有一股巨大的飢餓感湧上。這個饑餓感就是你過沒多久就又開始找東西吃的主因。因此，早餐建議食用可讓血糖緩緩上升，並持續飽足感的蔬菜與蛋白質的組合。在你選擇早餐菜單時，可用活力排毒飲代替蔬菜，再搭配吃蛋白質，就是一套優良的早餐組合。

若你有血糖問題，在用餐前喝活力排毒飲代替沙拉也很不錯。當血糖升高時，會引起各種發炎或廢物，因此最好避開提升血糖的「血糖震盪」。即使吃同樣的食物，若在吃之前食用蔬菜，將有助於減少血糖震盪。你可以利用這點在飯前喝活力排毒飲，再接著吃飯。

如果難以調節食欲的話呢？如果你像我一樣非常喜歡吃，過去也曾亂吃一通的話，最難的應該是「吃飽後立刻放下湯匙」。那些肚子再怎麼飽，都還是能繼續吞下甜點的人最清楚了。這些人建議在充分吃飽飯後喝活力排毒飲，來代替甜點。活力排毒飲不同於甜膩、體積又小的甜點，分量很實在，因此飯後飲用的話會十分有飽足感，自然就比較不會想再吃了。此外，當你習慣活力排毒飲在口中留下的清新餘味後，就會開始覺得甜點「很澀」。當你認知到這種感覺後，就會開始與甜點漸行漸遠。

Q 食材打來喝之後，血糖不會上升嗎？

食材需要包含相當量的「糖分」，才會使血糖顯著上升。而 Lively 活力排毒飲除了含有甜菜的紅寶石版本，都是由糖分含量非常低的蔬菜所組成。這部分你也可從活力排毒飲食材的 GI 指數*非常低這件事情得到確認。此外，由於活力排毒飲包含大量的膳食纖維，即使加入少量糖分，也仍能防止血糖急遽升高。

除了沒有潛在疾病的健康者之外，糖尿病前期、糖尿病等病人也在實際喝過活力排毒飲後測定血糖，確認血糖幾乎不會升高。當然，血糖反應每個人都不同，不能說所有人的血糖都一定不會上升，但絕大部分的人的血糖並沒有大幅度上升。但是若是想喝含有甜菜的紅寶石活力排毒飲，則建議確認血糖是

註

*呈現攝取食物後血糖上升速度的數值。若以攝取葡萄糖100g後血糖上升的程度（100）為標準，各食物在攝取100g後，血糖上升程度會以0～100的數值呈現。

否會急遽上升後，再進行攝取。以沒有糖尿病前期或糖尿問題的我為例，在喝紅寶石活力排毒飲後 30 分鐘、1 小時後測量血糖，跟空腹時的血糖比值起來，差異不到 10。

攝取紅寶石活力飲後的血糖變化

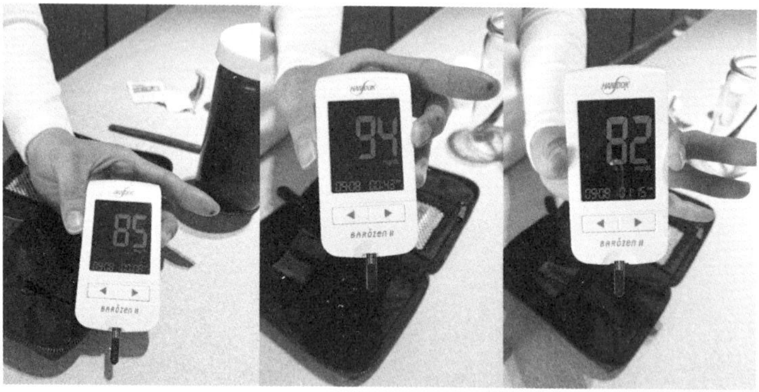

食用前（11:14）　食用後30分鐘（11:50）　食用後1小時（12:20）

同時，也有人擔心寶寶版本添加水果來喝會導致血糖飆升。我在製作配方時也很好奇這部分。若攪打有糖分的水果來吃，跟直接生吃比起來，血糖是否會有差異？

有項研究以 20 名健康男女為對象，並比較食用生水果（whole fruit）與打過的水果（blended fruit）時血糖的反應。有趣的是，其結果顯示打過再食用跟直接吃比起來，血糖增加的幅度還比較低。研究者推測，當跟籽一起打時，籽的纖維會防止水果血糖增加，才導致如此結果。因此可以說，打水果來吃從血糖的層面來看，可確定無危害。

此外，Lively 活力排毒飲會同時攝取到充滿纖維的蔬菜與水果，應該不用太擔心會因為將水果「打來吃」造成血糖飆升的問題。

實際上，許多有糖尿病前期、糖尿病的人指出，他們在搭配飲用活力排毒飲後糖化血色素*指數降低不少，空腹血糖也恢復到正常值。

本書的主題是「排毒」，所以針對糖尿問題不會做深入探討，但根據實際使用者的反饋，Lively 活力排毒飲在穩定血糖方面也很有幫助，希望各位能好好活用。

註

*紅血球的「血紅素」中，葡萄糖的結合型態被稱為糖化血色素（HbA1c），是評估過去二到三個月期間平均血糖的指標。

Q 把蔬菜打來喝會不會對肝造成負擔？

很多傳聞指出將蔬菜打來喝會對肝造成負擔。這是在過去將一部分藥草含有的生物鹼等特定成分濃縮後攝取時，使肝指數增加的幾個人的案例所形成的說法。一部分草本植物與藥草成分，若濃縮後大量攝取，的確可能有肝毒性。不過要注意的是，這種「肝毒性」僅限特定草本植物與藥草。活力排毒飲並非將蔬菜濃縮後食用，就十字花科蔬菜來說，反而有研究結果指出能改善肝指數。

前面也跟各位提過，有許多人表示喝了活力排毒飲後肝指數得到改善。因此請記得，不要被「傳聞」嚇到，了解得更全面、正確較為重要！

Q 我有甲狀腺失調問題，這樣可以喝活力排毒飲嗎？

十字花科蔬菜是很好的蔬菜，但有些人會被囑咐不要吃。這些人正是「甲狀腺機能」低下者。甲狀腺機能低下者之所以被建議不要食用十字花科蔬菜，是因為一種叫「甲狀腺致腫素」的成分。甲狀腺致腫素是妨礙甲狀腺機能的物質統稱，包含在各種蔬菜中，其中一種即為十字花科蔬菜。

甲狀腺荷爾蒙是調整身體代謝的核心荷爾蒙，是由位在頸部中央的甲狀腺製造。該甲狀腺荷爾蒙最重要的材料之一為「碘」，是海苔、海帶、海鹽等來自大海的食材都可大量發現的成分。甲狀腺的細胞會將食物中攝取的碘帶到細胞內，並製造甲狀腺荷爾蒙，而十字花科蔬菜的甲狀腺致腫素會妨礙這些細胞應用碘或製造甲狀腺荷爾蒙的過程。因此若甲狀腺機能低下，建議應避開妨礙甲狀腺機能的十字花科蔬菜。

那麼有甲狀腺機能低下的人是否完全不能吃十字花科蔬菜？先說結論的話，答案為「否」。但針對吃的方法與量可能需更為謹慎。十字花科蔬菜內的甲狀腺致腫素影響，可以追溯到 1928 年發表的兔子研究。之後也曾數次以人為對象，研究過十字花科蔬菜內甲狀腺致腫素對甲狀腺機能造成的影響，但也有結果顯示其對人的甲狀腺機能並無影響。

2024 年也有針對十字花科蔬菜對甲狀腺機能造成影響的整體文獻綜述，得到的結論也很類似。十字花科蔬菜攝取對健康者的甲狀腺機能幾乎沒有影響，甚至有報告指出反而對甲狀腺癌的發生有保護效果。一部分針對會對甲狀腺機能低下病人帶來甲狀腺機能負面影響的論文，大多沒有對照組，或是研究設計上缺乏可信度。

不過在十字花科蔬菜攝取中，有一件必須注意的事，即

「碘」的攝取必須足夠才行。最近有研究探討甲狀腺癌與十字花科蔬菜的關係，它在一般研究中無關聯性，但在碘攝取不足的情況下，則顯示十字花科蔬菜的攝取與甲狀腺癌風險之間有關聯。

最新探討「十字花科蔬菜」與「甲狀腺機能」相關性的文獻綜述的結論如下：若碘的攝取足夠，十字花科蔬菜攝取對甲狀腺機能是安全的。但若生吃又大量吃的話，則可能提高對甲狀腺造成負面影響的風險。

Lively 活力排毒飲中之所以會將十字花科蔬菜「蒸過」，也是為了將可能的負面效果最小化。在蒸十字花科蔬菜的過程中，會將甲狀腺致腫素的影響降到最小。因此，比起認為有甲狀腺機能低下，所以「不能吃十字花科蔬菜！」建議可注意以下兩點再食用：①食用幫助攝取碘的適當海藻類——海苔。②一天喝不超過兩杯活力排毒飲（Lively 活力排毒飲一杯包含 100g 以下的十字花科蔬菜。一般人不用特別注意量，但甲狀腺機能低下時不要過量食用較安全）。就因為有甲狀腺機能低下，而被過去的一部分研究綁住手腳，不吃十字花科蔬菜，未免太可惜了。

Q 我腎臟不好，可以喝活力排毒飲嗎？

若腎臟不好，我可以在這裡補充你可能應知道的更詳細說明。對腎臟不好的人來說，應限制的其中一種營養素為「鉀」。若腎臟功能低落，就難以排出鉀，並可能因高鉀血症引起各種問題。而含有許多鉀的代表性食物正是「蔬菜」。因此，有腎臟疾病的病人一般會被教育不能攝取太多蔬菜。

若是一般腎臟功能掉到普通人一半以下（eGFR＜45）的話，建議一天攝取 3000mg 以下的鉀。若是腎臟功能非常低落，需要洗腎的病人，則可能限制在2000mg以下。若是一般說的「低鉀飲食」，即是指一天攝取 2000 ～ 3000mg 的鉀量。

這樣說的話，你可能還是不清楚應該攝取多少量。有個指標可以幫助你迅速理解，即韓國成人的平均鉀攝取量。韓國成人平均一天攝取多少鉀呢？驚人的是，其結果為 2600mg（以 2021 年為基準）。

這意味著，一般韓國成人的鉀攝取量與必須限制鉀量的病人的攝取量差不多。這也代表人們的蔬菜攝取量真的相當少。雖然該數值令人十分衝擊，但是我在這裡想請各位注意的是，「鉀限制量」並沒有想像中嚴格。一般人吃也是吃差不多 2000 ～ 3000mg 的鉀量。

不過為了再更明確地思考，我計算了淡綠版本活力排毒飲內所含的鉀量。

淡綠版本活力排毒飲的鉀含量			
食材名稱	食材含量	食材每100g鉀量	鉀總量
青花菜	200g	316mg/100g	632mg
高麗菜	400g	170mg/100g	680mg
酪梨	360g	750mg/100g	2700mg
		總鉀含量（7杯）	4012mg
		1杯鉀含量	573mg

這份資料中，鉀含量一杯約600mg。而根據韓國人的平均所示，即使將想吃的都吃完後再喝一杯活力排毒飲，也只約攝取2600 mg ＋ 600 mg ＝ 3200 mg的鉀。與腎臟不好的人的鉀限制量3000mg差異不大。

腎臟不好而必須限制鉀量的人若喝活力排毒飲，可能必須更徹底控管一天能食用的鉀量。不過若你能進行飲食控制，即使必須減少從其他食物獲得的鉀量，我也建議你喝活力排毒飲。腎臟不好，代表身體的排毒系統某部分正受到重創，因此活力排毒飲的良好作用除了腎臟之外，也可以幫助身體各處其他地方。

在這裡要提醒各位，若你有腎臟疾病，在將活力排毒飲加入飲食控制計畫後，請務必透過驗血了解血中的鉀是否上升。若有鉀上升或身體腫脹等症狀，最好少量攝取，或是將十字花科蔬菜作為飲食的一部分，每次吃一點點，來代替活力排毒飲，較為安全。

腎臟等排毒系統的一部分若故障了，就會產生連身體必需的食物也無法食用的難解問題。因此請在排毒系統故障之前，就先進行護理。

Q 喝活力排毒飲會經常小便，這是為什麼呢？

開始喝活力排毒飲後，很多人會經常小便。如同前述，大部分韓國人鉀攝取量極為不足。若透過活力排毒飲增加鉀的攝取量，身體會產生何種變化？除了前面提到的各種排毒系統會有變化外，還有一個是「鈉排出增加」。各位應該多少聽過，如果平常吃太鹹，身體就可能因為鈉而腫脹或產生高血壓，而「鉀」則可以讓這些順暢排出。

若鉀的攝取增加，就容易透過小便排出更多鈉。小便的量在該過程中也會增加。不過若持續飲用活力排毒飲，腎臟就會適應目前的鉀攝取量、鈉排出量，並逐漸減少經常跑廁所小解的症狀。

也多虧這種作用，飲用活力排毒飲的人經常會說自己「消腫了」。也請記得，這對血壓高的人也十分有幫助。

此外還有一個祕訣，若你前一天吃很鹹的外食，又想防止身體腫脹，可在外食之前先喝活力排毒飲。活力排毒飲所含的鉀可排出餐廳食物中滿滿的鈉，緩解身體的腫脹。

Q 可以推薦有助於特定疾病的活力排毒飲嗎？

這也是我幾乎每天都會被問到的問題。我的答案始終如一。各種版本交替飲用是最好的，並沒有幫助特定疾病的特定配方。每天食用十字花科蔬菜是其核心，而該過程再怎麼強調「多樣性」也不為過。當你判斷腸內菌的健康狀態時，其中一個最重要的因素即是「多樣性」。再加上，各種蔬菜都含有有益身體健康的植化素，你吃得越多元，就越能增加各種好處，而且當你吃得越多元，腸內菌叢也會變得更多樣。

〈後記〉

化知識為智慧——完成排毒革命

真心感謝一直閱讀到最後的你。我很好奇，大家讀到這裡有什麼想法？

在我完成本書後，遲遲無法結束，因為我還有些事情想傳達給各位，儘管無法直接面對面，但我衷心期盼這些話能傳達到你們的心中。

世上的人各式各樣。光是我遇過的病人，就都各自對生活有十分不同的價值觀與優先考量。有些人在這個世界上最重視「健康」，並徹底地食用健康食物，讓旁人都覺得怎麼能做到這種地步；而有些人則即使有糖尿病，也仍然每週喝上五次的酒，並將它當作自己人生與工作中十分重要的事。

而人們對這本書的反應也不盡相同。很多人會覺得「叫人不要做的事情也太多了吧」，而感到疲憊，也有些人透過我介紹的方法感受到生活的改變。

我並沒有要各位實踐這本書介紹的所有方法。只是希望，這些內容不會只停留在「知識」，而是希望它們能成為在你需要的時候，能馬上運用在生活中的「智慧」。

理解我這些意圖的人，在實踐我推薦的方法後是這樣說的：

「我最近很常吃麵包，結果皮膚問題變得很嚴重。所以打算在這週好好喝活力排毒飲，並以家常飲食為主。」

「我最近聚會喝太多酒了。所以正盡全力減少造成肝負擔的糖、果糖。也有好好在吃蛋白質！」

在各種狀況中，自己思考身體產生變化的「原因」，並自行判斷「解決方向」的能力，我稱之為「智慧」。

我以這種想法寫下本書，絕非為了限制各位的生活。而是盼望各位能在生活所需的適當界限與正確方向中，活得更自由自在。

想都沒想過「為什麼？」就認命地接受隨著歲月流逝找上門的「疾病與老化」，進而失去健康的主導權，我認為這並非真正的「自由」。

此外，所謂的生活智慧，並不是要找出「非黑即白」的答案，而是「做出更好一點的選擇」的過程，請務必認知到這一點。很多人會問「不能吃這個嗎？」「聽說這個因為這樣不好，所以應該不能這樣吧？」等問題。因為麵粉、乳製品、糖、炸物、加工食品等對身體不好，所以你是否可以一生都不吃這些東西？這是不可能的。但你可以在挑選午餐菜單時，從在白切肉與豬排之間挑選白切肉開始。此外我在前面也提過，可以的話在選擇肉類時，請盡量選擇草飼肉類。但若是很難做到的情況下，光是在買豬肉時，為減少攝取毒素含量可能較高的脂肪，選擇豬肩肉而非五花肉，就已非常足夠了。

不完美也無妨。只要理解本書介紹的排毒系統，就已經產生「認知」這種巨大的變化。若「排毒革命」能幫助你建立從明天開始實踐的小小習慣，就再好不過了。這小小的實踐，也能讓本書的「知識」浸染你的生活，並成為將它轉化為「智慧」的出發點。

希望我的最後這段話能讓各位以輕鬆一點的心情，開始健康生活的旅程。更希望這本書能成為各位在人生中，遇到病痛、生活習慣崩壞、身心動搖等各種情況下，都能打開一覽的指南書。

最後，我要對在書寫本書的過程中，毫無保留地給予幫助與支持的老公傳達感謝之意。此外，也要向閱讀本書並一同踏上改變生活之旅的人深深一鞠躬。真心為各位健康幸福的人生獻上祝福。

Eurasian Publishing Group 圓神出版事業機構 用心與你對話・視野無限寬廣
如何出版社 Solutions Publishing

www.booklife.com.tw reader@mail.eurasian.com.tw

Happy Body 199

排毒革命——
告別發炎體質，讓全身細胞煥發活力的5步驟

作　　者／Dr. Lively（崔芝榮）
譯　　者／陳慧瑜
發 行 人／簡志忠
出 版 者／如何出版社有限公司
地　　址／臺北市南京東路四段50號6樓之1
電　　話／（02）2579-6600・2579-8800・2570-3939
傳　　真／（02）2579-0338・2577-3220・2570-3636
副 社 長／陳秋月
副總編輯／賴良珠
責任編輯／張雅慧
校　　對／張雅慧・柳怡如
美術編輯／林雅錚
行銷企畫／陳禹伶・朱智琳
印務統籌／劉鳳剛・高榮祥
監　　印／高榮祥
排　　版／杜易蓉
經 銷 商／叩應股份有限公司
郵撥帳號／18707239
法律顧問／圓神出版事業機構法律顧問　蕭雄淋律師
印　　刷／祥峰印刷廠
2025年3月 初版

해독 혁명 : 질병 없는 몸을 위한 5단계 독소 해방

This Complex Chinese edition was published in 2025 by Solustions Publishing,
an imprint of Eurasian Publishing Group.
by arrangement with Woongjin Thinkbig Co., Ltd., Korea
through M.J Agency

定價420元　ISBN 978-986-136-729-3

日本第一腸道與免疫學權威，調查九千名個案，
揭密令人驚奇的腸内世界！
你的健康和未來，取決於棲息在腸内的未知生命體：腸内菌
近十年的科研證實，腸内菌不僅與肥胖、糖尿病、動脈硬化、
高血壓、癌症等生活習慣病有關，也攸關睡眠和壓力、
失智症和憂鬱症等精神狀態，
更可作爲新冠病毒等傳染病患者的重症化風險指標。

——《腸理》

國家圖書館出版品預行編目資料

排毒革命──告別發炎體質，讓全身細胞煥發活力的5步驟／Dr. Lively（崔芝榮）作；陳慧瑜 翻譯．-- 初版 -- 臺北市：如何出版社有限公司，2025.3

256面；14.8×20.8公分 --（Happy Body；199）

ISBN 978-986-136-729-3（平裝）

譯自：해독 혁명 : 질병 없는 몸을 위한 5 단계 독소 해방

1. CST：健康法　2. CST：細胞

411.1　　114000672

每天一杯，一生健康！Lively 活力排毒配方

🔔備好材料，洗淨後，全部放進去食物調理機攪打！　＊1匙阿洛酮糖＝100%純甜菊糖90mg　＊每天喝1杯（250～300ml），合計1週分量

綠色活力排毒飲
約 2ℓ

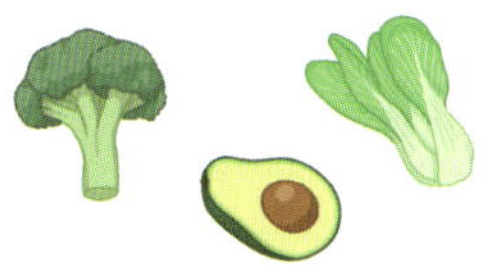

青江菜	300g（蒸2分鐘）
青花菜	200g（蒸2～3分鐘）
酪梨	3顆（約360g）
檸檬汁	90ml
阿洛酮糖	3～4匙
水	750ml

淡綠活力排毒飲
約 2ℓ

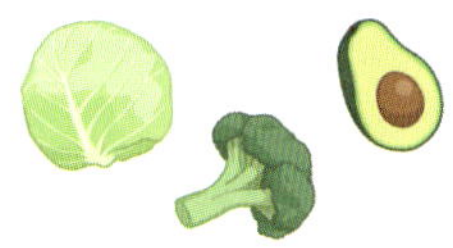

高麗菜	300g（蒸4～5分鐘）
青花菜	200g（蒸2～3分鐘）
酪梨	3顆（約360g）
檸檬汁	90ml
阿洛酮糖	3～4匙
水	750ml

高笑美活力排毒飲
約 2ℓ

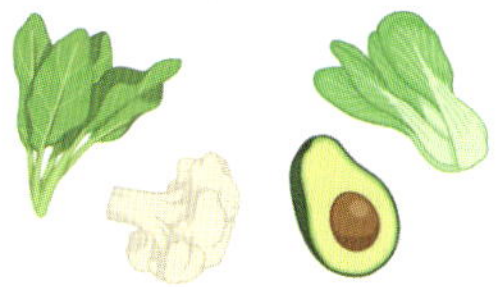

青江菜	300g（蒸2分鐘）
花椰菜	300g（蒸2～3分鐘）
菠菜	200g（燙30秒～1分鐘）
酪梨	3顆（約360g）
檸檬汁	90ml
阿洛酮糖	2～3匙
水	750ml

芹菜淡綠活力排毒飲
約 2ℓ

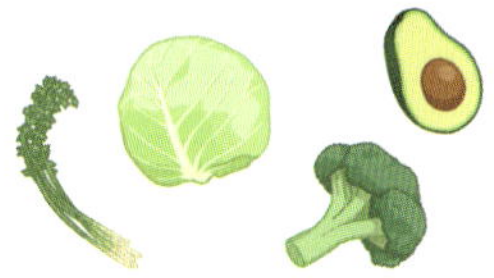

高麗菜	300g（蒸4～5分鐘）
青花菜	200g（蒸2～3分鐘）
芹菜	200g（燙1～2分鐘）
酪梨	3顆（約360g）
檸檬汁	90ml
阿洛酮糖	3～4匙
水	750ml

櫛瓜淡綠活力排毒飲
約 2ℓ

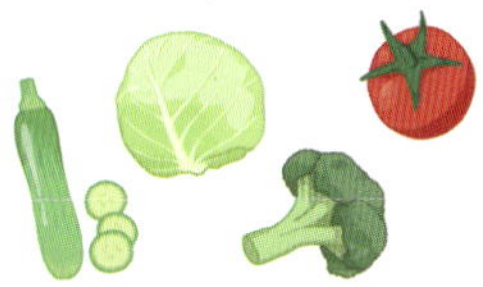

高麗菜	300g（蒸4～5分鐘）
青花菜	200g（蒸2～3分鐘）
櫛瓜	1條（蒸4～5分鐘）
番茄	300～500g（生鮮的或蒸過）
檸檬汁	60ml
阿洛酮糖	2匙
水	500ml

櫛瓜綠色活力排毒飲
約 2ℓ

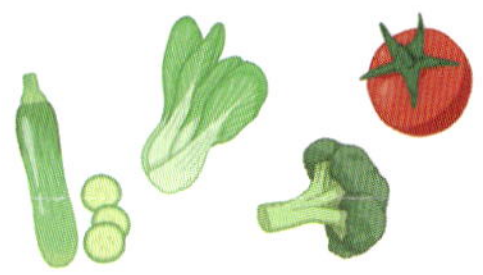

青江菜	300g（蒸2分鐘）
青花菜	200g（蒸2～3分鐘）
櫛瓜	1條（蒸4～5分鐘）
番茄	300～500g（生鮮的或蒸過）
檸檬汁	60ml
阿洛酮糖	2匙
水	500ml

粉色活力排毒飲
約 2ℓ

花椰菜	300g（蒸2～3分鐘）
紫甘藍	約300g（蒸4～5分鐘）
櫛瓜	1條（蒸4～5分鐘）
番茄	300～500g（生鮮的或蒸過）
檸檬汁	60ml
阿洛酮糖	2匙
水	500ml

金色活力排毒湯
約 2ℓ

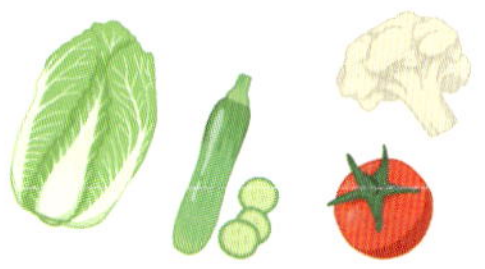

花椰菜	300g（蒸2～3分鐘）
大白菜	約500g（蒸4～5分鐘）
櫛瓜	1條（蒸4～5分鐘）
番茄	300～500g（生鮮的或蒸過）
水	500ml

金色活力排毒飲
約 2ℓ

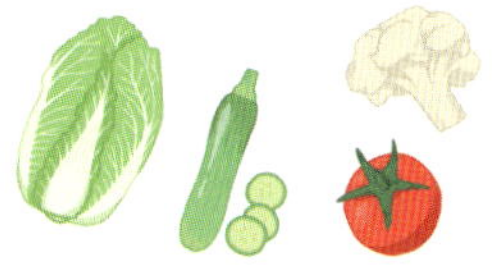

花椰菜	300g（蒸2～3分鐘）
大白菜	約500g（蒸4～5分鐘）
櫛瓜	1條（蒸4～5分鐘）
番茄	300～500g（生鮮的或蒸過）
檸檬汁	60ml
水	500ml

＊甜味不夠可以加1匙阿洛酮糖

紅寶石活力排毒飲
約 2ℓ

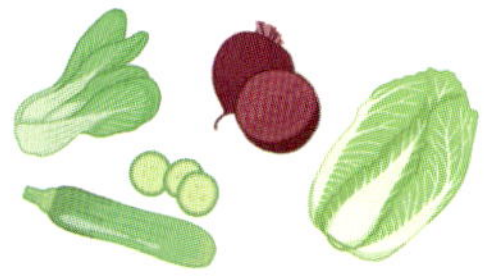

大白菜	約500g（蒸4～5分鐘）
青江菜	300g（蒸2分鐘）
櫛瓜	1條（蒸4～5分鐘）
甜菜	400g（蒸10分鐘）
檸檬汁	120ml
水	500ml

寶寶淡綠活力排毒飲
約 2ℓ

高麗菜	300g（蒸4～5分鐘）
青江菜	300g（蒸2分鐘）
酪梨	3顆（約360g）
蘋果	80～120g
鳳梨	80～120g
香蕉	120g（1根）
檸檬汁	120ml
水	750ml

寶寶粉色活力排毒飲
約 2ℓ

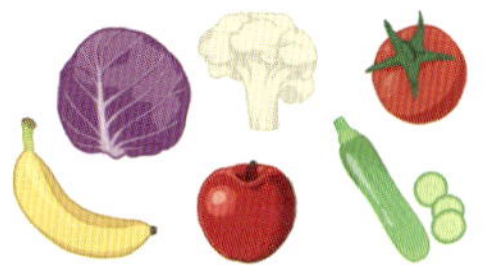

花椰菜	300g（蒸2～3分鐘）
紫甘藍	約300g（蒸4～5分鐘）
櫛瓜	1條（蒸4～5分鐘）
番茄	300～500g（生鮮的或蒸過）
蘋果	120～160g
香蕉	160g（1根）
檸檬汁	60ml
水	500ml